Cómo curar
la **hipertensión**
sin fármacos

Cómo curar la **hipertensión** sin fármacos

DAVID LOVELL-SMITH

Técnicas para serenarse
y recuperar el equilibrio cuerpo-mente

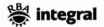 integral

Cómo curar la hipertensión sin fármacos

Título original: *Perfect Blood Pressure*
Autor: Dr. David Lovell-Smith
Traducción: Ramon Roselló
Ilustraciones interiores: Penelope Donovan

Diseño de cubierta: Jordi Salvany
Composición: Marquès, S.L.

© del texto, David Lovell-Smith, 2001
Originalmente publicado por Penguin Books (NZ) Ltd 2001
© de la presente edición, RBA Libros, S.A., 2003
Pérez Galdós, 36 – 08012 Barcelona
rba-libros@rba.es
www.rbalibros.com

Primera edición: abril de 2003

Ref. SN-48
ISBN: 84-7901-961-1
Depósito legal: B. 14.680 - 2003
Impreso por Novagràfik (Montcada i Reixac)

A mis padres, Anne Lovell-Smith, campeona eterna de perfección, y Hugh Lovell-Smith, médico, que aportó la perfección a su compasivo y amable cuidado de los demás.

Índice

Advertencia

La información que contiene este libro sirve para mejorar tu salud. Los descubrimientos científicos que aportamos aquí pueden transformar la salud humana y la atención médica. Los estudios a largo plazo demuestran que podemos mejorar significativamente nuestra salud y disminuir el peso de nuestra sobrecargada Seguridad Social. Estoy convencido de que todos deberíamos conocer las ideas expuestas en este libro. Sin embargo, eso no significa que todas las personas que lean este libro deban intentar ser médicos expertos por sí mismos. Ninguna parte de este libro pretende reemplazar el consejo de un médico, es más, cualquier decisión que tomes respecto al tratamiento de una enfermedad debe incluir la opinión de tu médico. No cambies de medicamento sin consejo profesional, ni realices cambios en la dieta si estás seriamente enfermo o tomando medicación, sin consultar antes a tu médico. Es posible obtener lo mejor de ambos mundos.

Prefacio

La medicina científica es una disciplina internacional, sus fronteras trascienden los límites nacionales. En 1997 tuve el placer de dar una gira de conferencias por Nueva Zelanda en las que el Dr. David Lovell-Smith me presentó a médicos líderes y grupos profesionales de todo el país. Durante treinta años, el Dr. Lovell-Smith ha permanecido en la vanguardia de la comunidad internacional de médicos que han descubierto la sabiduría práctica del Sistema Védico de Salud, dado a conocer por Maharishi Mahesh Yogi. Este cuadro de profesionales de la salud incluye a miembros de todos los sectores de la medicina. Mi propio trabajo como clínico e investigador patólogo me llevó a estudiar las preparaciones Védicas de plantas, por sus propiedades antioxidantes y otros efectos importantes. Esto, y el trabajo de mis compañeros de todo el mundo, aporta la gran evidencia de que el Sistema Védico Maharishi de Salud es inestimable al señalar los factores de riesgo de la enfermedad cardiaca, incluyendo la hipertensión. Un repaso a la literatura médica muestra que la hipertensión es un tópico. La enfermedad cardiaca es nuestro asesino número uno, y la profesión médica ansía respuestas. Las técnicas del Sistema Védico Maharishi de Salud han demostrado ser eficaces. No pueden ser ignoradas.

El análisis del complejo tema de la hipertensión arterial realizado por el Dr. Lovell-Smith supone una gran contribución que procede de su gran experiencia médica. Como médico de familia, trata a personas, sus sentimientos, sus relaciones, sus vidas. Puede percibir los efectos devastadores que una trombosis o un infarto agudo de miocardio tienen sobre el paciente, su familia y su entorno. Advierte de primera mano los efectos secundarios de los fármacos. La significativa mejora sobre la salud y la vitalidad derivadas de la puesta en práctica de las técnicas del Sistema Védico Maharishi de Salud resultan una inspiración diaria para él.

Dr. Hari Sharma
Profesor emérito de Patología
Facultad de Medicina de la Universidad de Ohio
Columbus, Ohio

Introducción

Al escribir este libro, mi intención es dar ánimo y esperanza a las numerosas personas que han sido diagnosticadas de «hipertensión» y que rechazan instintivamente un tratamiento con fármacos de por vida. Si usted se encuentra en esta situación, preste atención. Hay muchas más cosas sobre la hipertensión de las que se dicen a los pacientes. Puede beneficiarse enormemente sin recurrir a los fármacos.

Atiendo una consulta médica convencional. Ausculto el tórax de las personas, suturo los cortes que se hacen y procuro mantenerme al día sobre las tendencias médicas. Sin embargo, el lector podrá apreciar que estoy desencantado con el manejo médico habitual de la hipertensión. Mi actitud puede deberse al hecho de que antes de entrar en la universidad tuve la suerte de dejar la medicina para más adelante y pasar unos años graduándome en artes, durante los cuales me dejé absorber por el estudio de la filosofía. Fue en esas primeras clases y tutorías en las que percibí el gran alcance del pensamiento oriental y occidental. Me di cuenta de que nuestras decisiones diarias y las de los profesionales de los que dependemos están influidas por miles de pensamientos y opiniones de otras personas, todos mezclados, algunos evidentes y otros, especialmente los que nos vienen de nuestro pasado, enterrados en nuestra conciencia colectiva.

El comprender que los demás y yo estábamos aceptando

inconscientemente un bagaje de ideas de «segunda mano» me hizo cuestionar las diferentes conclusiones que podían haberse hecho en mi lugar. ¡Al entrar en la facultad de medicina encontré cantidad de material sobre el cual ejercer este planteamiento!

Incluso consideré asociarme a la New Zeland Skeptics' Society (Sociedad de Escépticos de Nueva Zelanda). Mi actitud me debería haber cualificado para la incorporación inmediata, pero en realidad era escéptico de su escepticismo, pues tenía la sensación de que era simplemente la fachada de una filosofía materialista. ¡De manera que siendo escéptico de los Escépticos, no estaba seguro de si sería admitido en su sociedad!

En cualquier caso, no pareció suficiente ser simplemente escéptico. Yo buscaba un conocimiento satisfactorio que, más que ser una mezcla de nociones, tuviera consistencia interna y pudiera soportar un escrutinio. En mi idealismo juvenil deseaba un conocimiento que pudiera tratar con las grandes cuestiones y pudiera aportar la capacidad de hacer el bien al mundo.

Al finalizar los estudios de arte tuve la suerte de dejar la carrera de medicina y pasar un año estudiando epistemología oriental. Había leído con gran interés sobre la sabiduría de culturas antiguas, como la china, la tibetana y la india. El Hatha yoga era muy popular, y junto con otros compañeros había estudiado Meditación Trascendental. Tenía especial interés en conocer sus raíces, en el conocimiento Védico antiguo de la India.

Al lector le podrá parecer que mi actitud crítica parece fundirse en la segunda y tercera secciones de este libro, y ciertamente es así. En los años cruciales antes de entrar en la rutina de la facultad de medicina, me di cuenta de que había tropezado con un sistema de conocimiento que podía sobrevivir a mi escepticismo «más-que-ordinario». Efectivamente, ha sobrevivido al escrutinio de muchas generaciones durante miles de años. Parece correcto aceptar el reto de la inspección científica moderna.

Por lo tanto, debo exponer mi posición desde el principio, que ahora está total y verdaderamente a favor del Enfoque Védico de la Salud, tal y como lo ha dado a conocer el sabio indio Maharishi Mahesh Yogi.

El Sistema Védico Maharishi de Salud es una profusión práctica de conocimiento sobre rutinas de vida, dietas y otras técnicas que, entre otros beneficios para la salud, resuelven las causas no sólo de la hipertensión arterial sino de una amplia gama de cuestiones médicas y vitales.

El programa más importante del Sistema Védico Maharishi de Salud es la técnica de la Meditación Trascendental. El proceso de trascender el pensamiento que tiene lugar cuando se practica la Meditación Trascendental no debe ser confundido con otras formas de meditación, la mayoría de las cuales son difíciles cuando no imposibles. En cambio, la Meditación Trascendental es fácil y eficaz. Como es única, me referiré a ella a lo largo de todo el libro, en lugar de utilizar el término genérico «meditación». No me cabe la menor duda de que he realizado el mejor servicio a mis pacientes al ayudarles a aprender este delicado y sencillo método. Puede parecer que el Sistema Védico Maharishi de Salud no tenga nada que ver con bajar la tensión arterial. Aún existe un vacío lamentable entre la opinión pública y la colosal contribución de Maharishi en el campo de la salud. Espero que el lector aplace el juicio hasta la lectura de este libro, ya que la verdad es que el trabajo de Maharishi al mostrar la esencia del conocimiento Védico de la India es de un valor incalculable.

Resulta alentador contemplar el gran interés médico y científico en el Sistema Védico Maharishi de Salud, con más de

600 estudios llevados a cabo sobre la Meditación Trascendental, miles de médicos practicando dicha técnica y muchos más recomendándola a sus pacientes.

Éste es un sistema de salud que no solamente trata la enfermedad sino que también nos ayuda a estar realmente sanos. Aunque no sea posible llevarte por todos los tramos que me he encontrado en el camino, espero que las páginas que siguen te aporten la visión amplia que finalmente me permitió prescindir de mi escepticismo y convertirme en entusiasta.

¿Por qué deberías saber más sobre el Sistema Védico Maharishi de Salud? Porque funciona. Si tienes hipertensión arterial, te puede ayudar de forma eficaz y segura. Tal vez tengas una tensión arterial normal, pero ¿es perfecta? Existe una diferencia, como intentaré demostrar.

Primera parte

El «asesino silencioso»

1. Un día duro para Cresswell Jones

Ha sido un día duro para Cresswell Jones, recientemente nombrado contable en Frawley, Frawley, Frawley, Frampton and Quelch. A Daphne, la hija de Cresswell, se le ha acabado el dinero, ha dejado la universidad, y se ha ido a vivir a la caravana que hay detrás de casa. Su llama, una inversión por su apreciada lana (y un animal no siempre predecible en el mejor de los casos), ha mordido los cables que Jones había instalado en la caravana. Con la sacudida, se ha ido como una loca hacia el invernadero repleto de su inversión en espárragos. Las ventanas se han hecho añicos, por no decir nada de sus nervios.

Frawley, Frawley, etc. le ha pedido que se haga un examen médico, el primero en cinco años. Cuando llega al consultorio médico, Jones agarra el bolso del coche, cierra la puerta de golpe, se deja las llaves dentro y, al percibir cierta presión alrededor del cuello, se da cuenta de que se ha pillado la corbata en la puerta.

Cuando finalmente llega a la consulta, la tensión de Jones casi se puede palpar en el ambiente.

El médico le coloca el manguito alrededor de su fláccido brazo y palpa la arteria braquial, donde coloca el fonendoscopio. Presiona la pera delesfigmomanómetro, y el manguito se hincha. El velcro se separa un poco, haciendo un ruido como si se rompiera. El brazo se siente apretado e incómodo. Jones se pregunta si se estarán dañando sus delicados capilares con una práctica tan poco natural. El médico no dice nada, pero frunce un poco el ceño y repite la medición, fijándose atentamente en la columna de mercurio mientras desciende por el tubo de cristal del esfigmomanómetro. «Mmm... 160, 100», murmura.

—¿Cómo está, doctor? —pregunta, ansioso, Jones.

—Ah, sí, Jones, creo que su presión está un poco elevada. Bastante alta, en realidad. Unos 160, 100. Hay riesgo de que pueda tener una apoplejía o un infarto de miocardio. Le realizaré algunas pruebas, y si su presión sigue alta, tendré que recetarle unas pastillas para que las tome dos veces al día. No deberá olvidar ninguna toma, esto es muy importante.

—Er, sí doctor, lo que usted diga.

Pero si me encuentro bien (piensa). ¡No estoy enfermo! He vivido sin ellas hasta hoy. ¿Qué me está pasando?

—Quizá tenga hipertensión, ¿sabe? Si es así, deberá tomar pastillas durante toda la vida.

—Madre mía. Cada día, ¡por el resto de mis días!

Apartado del protector caos familiar y profesional, Creswell Jones afronta de repente la fragilidad, la incertidumbre y la perspectiva de su propia mortalidad. También conocida como el «asesino silencioso» por su funesta asociación con el infarto de miocardio y la apoplejía, la presión arterial alta, alias hipertensión, afecta a una de cada cinco personas de entre 15 y 65 años de los países industrializados. Parece que Cresswell se ha unido a ellos. Cresswell ha engrosado la lista de millones de personas de todo el mundo —unos 43 millones solamente en los EE. UU.— que llevan la etiqueta de «hipertensos».

La hipertensión actúa en silencio, no tiene síntomas aparentes. Si no le hubieran tomado la tensión, Cresswell habría ignorado su existencia.

En este sentido es afortunado. Pero, ¿qué debe hacer? ¿Qué deberías hacer tú si te encontraras en la misma situación? ¿Tiene Cresswell alguna alternativa?

Hasta hace pocos años, la respuesta oficial era «no». Cresswell no tiene elección. Si las pruebas demuestran que tiene hipertensión esencial (hipertensión para la que no existe una causa física corregible), por su propia seguridad ha de permanecer bajo tratamiento médico para el resto de sus días.

Esto no es verdad. Nunca fue verdad. Sin embargo, hay intereses poderosos que aún hoy nos hacen creer que es así.

Realmente, tienes opciones, muy buenas, y este libro mostrará cuáles son. Primero, repasaremos el caso de Cresswell Jones —contiene mucha más información de la que parece. Prescindiremos de la confusa visión biomédica sobre el origen de la hipertensión, y consideraremos un marco de referencia más amplio. De esta manera comprenderemos que se han tomado decisiones sin que se nos haya tenido en cuenta. Decisiones que se basan en conclusiones que deseamos aclarar. Espero que llegues pronto a elegir tus propias opciones.

Aparentemente, la visita de Cresswell Jones a su médico de cabecera parece correcta. Un hombre acude a su médico, éste encuentra que algo va mal y prescribe un remedio. ¿Qué podría haber más simple que eso? Sin embargo, hay poderosas tendencias en esa interacción que modifican el comportamiento de sus protagonistas.

Cresswell se siente presionado a seguir el consejo del doctor. Al fin y al cabo, el médico ha sido entrenado durante años para una profesión respetuosa. De manera que Cresswell tiende a confiar en el criterio del profesional.

El médico de Cresswell se siente presionado a emitir un diagnóstico. El paciente quiere saber exactamente qué tiene mal, y el médico quiere ser capaz de decírselo, de forma clara y precisa. También se siente presionado a seguir los principios de su profesión. Desea hacer lo mismo que haría cualquier otro médico en su lugar. Sino, ¿es realmente médico? De manera que tiende a pensar no solamente en Cresswell, sino también en sus colegas y en lo que pensarán de él.

¿Y sus compañeros? Como grupo, los médicos se hallan presionados a basar sus decisiones en lo que denominan la «mejor evidencia». En la práctica, la mejor evidencia es sólo una evidencia estadística basada en estudios epidemiológicos. La epidemiología se basa en la idea de que los factores ambientales pueden influir en la aparición de una enfermedad. Ésta es una línea de investigación útil, pero es importante recordar que los estudios epidemiológicos tratan con poblaciones en lugar de hacerlo con individuos.

Las poblaciones se pueden estudiar de forma descriptiva, es decir, que las mediciones se hacen simplemente en una población dada, para encontrar, por ejemplo, la presión arterial media, o se pueden realizar estudios de seguimiento analítico en los que se estudia un grupo de personas a lo largo del tiempo, y se evalúa su exposición a una posible causa de enfermedad (por ejemplo, el tabaquismo), y la incidencia de enfermedad entre los expuestos se compara con la de los que no lo fueron. En estudios descriptivos y analíticos se deja que la naturaleza siga su curso; el experimentador observa, pero no interfiere. En estudios experimentales, el «estándar de oro», entre los que se encuentra el Estudio Randomizado Controlado (ERC), el experimentador intenta poner la naturaleza a examen. En un ERC, los pacientes se distribuyen aleatoriamente en un grupo que recibe un tratamiento activo, como un fármaco, o en un grupo que recibe tratamiento «mudo» (placebo), como una pastilla de azúcar. Después, un grupo se compara con el otro.

Tanto si es descriptivo, analítico o experimental, el objetivo de un estudio epidemiológico es una población humana, un grupo. Pero lo que es bueno para el grupo no es necesariamente bueno para un individuo. Las personas son diferentes unas de otras. Lo que es bueno para el «Sr. Término Medio» puede no ser bueno para Cresswell Jones. Ya están entrando en juego fuerzas que hacen que esta consulta se vaya apartando de Cresswell.

Sin embargo, existe la necesidad de proponer algo. Aunque no sabemos con certeza lo que le sucederá a Cresswell, sí sabemos que si padece hipertensión está jugando con dados marcados. Estadísticamente hablando, basándonos en la «mejor evidencia», su médico está en lo cierto. Cresswell posee mayor riesgo de infarto de miocardio (muerte de tejido cardiaco), insuficiencia cardiaca (pérdida de capacidad de bombear sangre adecuadamente), insuficiencia renal e infarto cerebral (muerte de tejido cerebral). Por lo tanto, no hacer nada no es la mejor opción.

Aún hay una presión final. La profesión médica está continuamente cortejada por los representantes de la industria farmacéutica. La mayoría de las «mejores evidencias» coinciden siempre en el consumo de fármacos. Las empresas farmacéuticas aportan también el dinero para financiar los estudios que producen la evidencia. Evidentemente, estas compañías están bajo la presión de obtener un beneficio para sus accionistas, y, desde un punto de vista comercial, lo saben todo sobre marketing.

Hay muchas maneras de disminuir la tensión arterial. La presencia farmacéutica en la medicina ha desviado la atención de la profesión hacia otros métodos. No estoy sugiriendo que los métodos no farmacológicos no sean reconocidos, pero las palabras utilizadas para describirlos indican que el énfasis se ejerce más bien sobre los fármacos. Sino, ¿por qué se les denomina «no farmacológicos»? En mi experiencia, los «métodos no farmacológicos» tienden a ser relegados por la profesión al status de un primo pobre que, aunque reconocido, recibe muy poca atención y apoyo.

Cresswell quiere estar sano y encontrarse bien. Ése es su deseo, y asume que también es el propósito de todos los que están involucrados en su cuidado. Pero, ¿es así? En realidad, cada parte implicada tiene su propia lista de objetivos.

Por no decir que existe una «conspiración» organizada. Los que trabajan en el mundo de la medicina, en el mundo de la investigación y en el mundo de los negocios tienen sus propios intereses. Pero éstos no siempre coinciden con los del paciente, una persona única y concreta. Es preciso comprender esto para que uno pueda tomar sus propias decisiones.

En realidad, los objetivos del médico se entremezclan, aunque él no sea consciente de ello. Desea ayudar a Cresswell tanto como pueda, pero, como hemos visto, también quiere ser un «buen médico» y seguir la línea profesional. Piensa que los dos objetivos coinciden con la misma cosa, y no se siente mal cuando «actúa como cualquier otro médico habría actuado en tales circunstancias». Como podremos ver en los próximos capítulos, estos dos objetivos pueden no coincidir en absoluto; es más, pueden divergir ampliamente. La profesión está influenciada por el hábito, la represión de sus propias conclusiones ocultas y los objetivos de otras partes interesadas.

El médico tiene además el objetivo de encontrar una etiqueta para su paciente. Ha de terminar cada consulta de forma bien perfilada y satisfactoria, preferiblemente en diez o quince minutos. Para ello deberá llegar a un diagnóstico, o por lo menos dar un paso claro hacia él. Si el paciente sale con un diagnóstico provisional, la petición para un análisis y una receta, tanto él como el médico sienten que se ha usado bien el sistema de salud pública y que se ha prestado un buen servicio. Aunque parezca extraño, como veremos, la necesidad de etiquetar puede no favorecer siempre a los intereses del paciente.

Los investigadores médicos, los epidemiólogos, que realizan los estudios a gran escala, pueden, de nuevo sorprendentemente, estar muy lejos del objetivo de Cresswell. Su objetivo es encontrar la manera de disminuir la incidencia de la enfermedad y la muerte en la población. También es ése el objetivo de los que toman decisiones sobre el dinero público, como el Ministerio de Sanidad. Formulan preguntas como: ¿Podemos disminuir la incidencia de infartos de miocardio, la insuficiencia cardiaca y la apoplejía en nuestro país si damos el fármaco X, o la dieta X, a todos los hipertensos que viven aquí? Sus respuestas nos aportan una información excelente sobre poblaciones, pero como hemos mencionado, tales respuestas no se pueden aplicar a los individuos. Veamos un ejemplo ilustrativo:

Introducir un fármaco antihipertensivo en el depósito de aguas disminuiría la incidencia de apoplejía, la insuficiencia cardiaca y los infartos de miocardio en una ciudad. Se lograría el objetivo de los epidemiólogos de forma efectiva. Pero no sería bueno para la mayoría de individuos que no necesitaran el medicamento y sufrirían sus efectos secundarios. Desgraciadamente, como veremos, el atractivo objetivo de disminuir el porcentaje de muerte —salvar vidas— ha cegado la profesión, si no al extremo de echar fármacos en los depósitos de aguas de todo el mundo, por lo menos a su abuso extremo e innecesario.

De la misma forma, prohibir la venta de sal y de alimentos con alto contenido en grasas bajaría indudablemente la incidencia de apoplejías e infartos de miocardio en la población. Pero, ¿ayudaría eso a Cresswell? Los epidemiólogos nos han animado a todos a disminuir el consumo de sal y de alimentos ricos en grasas. Eso ayuda a algunas personas y hace sentirse fatal a otras. Seguramente no es necesario que todos sigamos un régimen tan

. Por desgracia, eso ha impedido que algunas personas
n encontrar alternativas para disminuir su tensión arterial, pues resulta muy fácil tomar una simple pastilla.

La industria farmacéutica está en el mercado para obtener
un beneficio. Su objetivo es vender gran cantidad de pastillas.
Si esto ayudara también a Cresswell para estar sano no habría
problema. Sin embargo, los dos objetivos suelen estar muy ale-
jados el uno del otro.

La hipertensión es un gran negocio, no sólo para estas
empresas, sino también para los médicos, los laboratorios y los
hospitales. En los EE. UU. el coste anual de los medicamentos,
visitas al médico y análisis de laboratorio asociados a la detección y tratamiento de la hipertensión excedió, en 1991, de los
10 billones de dólares.[1]

¿Qué objetivo es el más importante? El de Cresswell, ¿no
es así? O si está en tu situación, el tuyo.

Tu objetivo es estar sano y bien. Y hay muchas formas de
conseguir eso. Describiré algunos métodos útiles en las siguientes páginas. Pero, en primer lugar hablaré de Brad, que disminuyó su tensión arterial casi accidentalmente. Lo conocí hace
años, cuando empecé mi práctica clínica. A sus casi sesenta
años, con una ocupación altamente estresante, trabajó concien-
zudamente en extremo. Su cara mostraba la típica expresión
agotada de alguien que tiene mucho que jugarse en un asunto
pequeño. Durante años, lo examiné cada tres meses, le preguntaba qué tal le iba y le recetaba puntualmente sus pastillas para
la presión. Las tomaba y su tensión estaba razonablemente bien
controlada, con cifras sistólicas de 130 mm Hg y diastólicas de
85 mm Hg.

Un día noté que Brad me miraba de una forma relajada y
despreocupada. Dijo, con algo de temor, que aquel día aún no

se había tomado la pastilla. ¡En realidad no se la había tomado en las últimas tres semanas! Le tomé la tensión y seguía estando a 130/85 mm Hg. Cuando hablamos de ello, Brad sonrió y dijo: «Desde que me he jubilado he hecho solamente lo que me ha apetecido. He jugado mucho al golf... ¡y me encuentro fenomenal!»

Eso me intrigó, decidí no darle más pastillas y simplemente controlar su tensión arterial. Durante más de quince años Brad no ha necesitado ni una simple pastilla. Por seguridad, sigo midiendo su tensión arterial cada tres meses, pero parece que lo único que Brad necesitaba para curarse era salir de su estresante y exigente trabajo.

Tras esta experiencia me planteé si la hipertensión era realmente el demonio siniestro que mi educación me había inculcado. ¿Asesino silencioso? Sí, ahí están las estadísticas. Pero si algo tan simple como la jubilación y unos cuantos golpes de golf pueden hacer que este ogro desaparezca, entonces quizá el villano es más vulnerable de lo que creíamos.

Fuerzas poderosas, incluyendo antiguos hábitos, presiones notables sobre los médicos e intereses comerciales fuertes entran en juego. ¿Puede ser que nos hayamos estancado en una especie de «danza macabra»? Me imagino una grotesca *folie à trois* en la que el médico, el paciente y la industria farmacéutica forman un círculo vicioso. El paciente sigue a su médico, que por su parte sigue los pasos del fabricante que realiza la investigación sobre el paciente, que convence al médico, que más tarde convence al paciente a hacerle caso y que hace lo que dicen los investigadores... ¿Se puede salir de este círculo?

Dierdre lo hizo. Dierdre es una mujer empresaria de cincuenta años ocupada, casada y con tres niños. Sus problemas de presión empezaron hace veinticinco años cuando se quedó embarazada por primera vez. Tras el embarazo, su cuerpo nunca recuperó su equilibrio anterior. Durante años, los médicos le prescribieron cuatro tipos de fármacos antihipertensivos. Al tomarlos, se sentía cansada y «que no era la misma», pero año tras año tragaba obedientemente la medicina tres veces al día. A pesar de tomar los medicamentos, su tensión regresaba a valores normales con dificultad y la mayoría de controles eran considerablemente altos. Cuando Dierdre acudió a mi consulta, en vez de extenderle de nuevo su receta, le aconsejé algunos cambios en su estilo de vida y su dieta, junto con una fórmula de plantas medicinales basada en el Sistema Védico Maharishi de Salud. Las lecturas de su tensión arterial fueron descendiendo hasta los valores normales en los días siguientes. Once años después, su tensión sigue normal sin tomar ninguna pastilla, aparte de una dosis diaria muy pequeña de plantas medicinales. ¿Cómo se sintió? «De nuevo soy yo misma.»

Los pacientes con la tensión arterial alta se hacen muchas preguntas. ¿Qué es exactamente la hipertensión? ¿Cómo sabe que es eso lo que tengo? ¿Qué la ha originado? Un descubrimiento de este calibre altera drásticamente la percepción de nosotros mismos, quizá altera nuestra vida, de manera que es lógico que nos formulemos tales preguntas. Si te encuentras en esta situación, querrás plantear algunas cuestiones, te habrás olvidado de preguntar otras o te dará miedo plantearlas a un profesional atareado. Algunas cuestiones se formulan de manera torpe, pues proceden de un sentimiento de descontento, una especie de intuición de que hay algo que no anda bien.

Así, en el siguiente capítulo del libro he intentado recordar todas las preguntas que los pacientes me han formulado. Intentaré responderlas todas. Algunas nos alejarán del lenguaje médico habitual, porque aunque existe la réplica coloquial, como el lenguaje de los folletos tipo «Soy hipertenso» que se encuentran en las salas de espera de los médicos, las respuestas reales van más allá. Se extienden en la filosofía de nuestra cultura y fuera de ella. Nuestras respuestas nos llevarán a los antiguos griegos e incluso a un tiempo aún más lejano: a la tradición Védica de cinco mil años de antigüedad.

2. ¡Socorro! ¿Qué está pasando?

Cresswell Jones (¿lo recuerdas?, ¿llamas?, ¿invernaderos?) ha ido aceptando a lo largo de las semanas la inapelable realidad de que su tensión arterial es alta. Su presión sistólica ha oscilado entre 150 y 180 mm Hg y su presión diastólica entre 95 y 110 mm Hg. Le han dicho que tiene hipertensión arterial de leve a moderada. Ha rechazado el consejo de su médico de tomar pastillas inmediatamente. Cuanto más piensa en esta situación, más preguntas cree tener. ¿Cómo puede estar enfermo cuando se encuentra tan bien? ¿Cuál es la causa de todo esto? Algunas cuestiones parecen tan simples, que cree que aburrirá a su médico si se las plantea. Su médico es una persona muy ocupada, siempre con prisa.

¿Qué es la presión arterial?

La presión arterial es la que produce el corazón al bombear sangre a las arterias del cuerpo. La sangre ha de tener presión para moverse hacia delante de manera que las arterias puedan llevarla a los órganos, tejidos y células del cuerpo (las arterias llevan la sangre del corazón hacia fuera, mientras que las venas llevan la sangre hacia el corazón). Cuando el corazón se contrae, la presión llega a su máximo nivel, y se denomina presión sistólica, y cuando se relaja disminuye al nivel mínimo denominado presión diastólica. Cuando el médico te dice que tienes 120 de máxima y 80 de mínima (se escribe 120/80) significa que la presión sistólica es de 120 milímetros de mercurio (mm Hg) y la presión diastólica de 80; es decir, la presión arterial se eleva a un máximo de 120 milímetros de mercurio cuando el corazón se contrae, y desciende a un mínimo de 80 milímetros de mercurio cuando el corazón se relaja.

¿Por qué la presión no llega a cero cuando el corazón se relaja? Ello es debido a la elasticidad de las paredes arteriales. Imagina que estás hinchando un globo. Introduces aire dentro del globo. Cuando dejas de soplar y separas la boca del globo, el aire sale a medida que el globo se deshincha, debido a la naturaleza elástica de la goma. Si cierras la abertura con los dedos, el aire permanece dentro a una determinada presión. En cierta forma, las grandes arterias de nuestro cuerpo se comportan como un globo. Se estiran cuando el corazón se contrae, y al «rebotar», después del latido cardiaco, hacen que la sangre permanezca a determinada presión. Esta presión residual es lo que llamamos presión diastólica.

¿Qué significa presión arterial sistólica y diastólica?

La presión arterial sistólica tiende a ser más inestable que la diastólica. Esto significa que la presión sistólica cambia rápidamente y aumenta o disminuye según las circunstancias. Cuando hacemos ejercicio, o durante el estrés, la presión sistólica es la que cambia primero. Los cambios en la presión diastólica suceden de forma más gradual y más suave. Por lo tanto, los médicos han asumido que una serie de lecturas de presión arterial diastólica indican mejor el promedio de la presión arterial que una serie de lecturas de presión arterial sistólica. Y, al evaluar el riesgo de sufrir una enfermedad cardiaca o una apoplejía, han puesto más énfasis en la presión arterial diastólica.

Sin embargo, algunos estudios han sugerido recientemente que la presión arterial sistólica también es importante y, actualmente, se acepta que la «hipertensión sistólica» (una serie de lecturas en las que la presión sistólica se encuentra elevada la mayoría de veces y la diastólica es normal) precisa tratamiento.

A medida que envejecemos, las arterias tienden a endurecerse debido al colesterol, el calcio y otras sustancias que se depositan en las paredes arteriales. Las arterias ya no actúan de forma flexible y acomodadiza, sino más bien como un tubo metálico. Cada latido cardiaco produce una elevación aguda de la presión seguida de una caída aguda cuando el corazón se relaja. Normalmente, la gente mayor tiene hipertensión sistólica. El beneficio de tratar a los mayores con hipertensión debe ser contrastado siempre con el riesgo de disminuirla de forma rápida. Actualmente, el consenso general es que por lo menos hasta los 80 años de edad la hipertensión de la gente mayor debe disminuirse, pero de forma gradual.

¿Cómo controla nuestro cuerpo la tensión arterial?

Imagina que quieres regar tu huerto con una manguera. Querrás disponer de un chorro de agua a una presión suficiente como para que llegue hasta una hilera de coles en medio del huerto. Hay dos formas para conseguir esto: se puede abrir el grifo al máximo, o bien colocar el dedo en el extremo de la manguera. Las dos cosas aumentarán la presión del agua y, por lo tanto, aumentará su fuerza de salida. A veces, al colocar el dedo en el extremo de la manguera, te sorprende un chorrito de agua que sale de un agujero de la misma. Por lo tanto, hay una tercera forma de aumentar la presión que consiste en eliminar las pérdidas de la manguera.

Nuestro cuerpo ha de variar constantemente la presión sanguínea para asegurarse de que la sangre llega a los órganos vitales a una presión adecuada para las necesidades de cada momento. Cuando estamos acostados, necesitamos muy poca presión arterial. Pero cuando nos levantamos, ha de aumentar, porque sino, no tendremos suficiente presión para superar la gravedad y llegará poca sangre al cerebro. Cuando realizamos ejercicio, sobre todo ejercicio vigoroso, la presión sanguínea también debe aumentar para que la sangre penetre adecuadamente en los músculos. De esta manera, hay ocasiones en las que la presión arterial aumenta a niveles bastante altos. Esto es normal.

¿Cómo varía nuestro cuerpo la tensión arterial? Tal y como hemos visto con el ejemplo de la manguera del jardín, hay tres métodos esenciales para que el cuerpo aumente la presión arterial. Puede aumentar la cantidad de sangre que entra en el sistema arterial, lo cual se realiza aumentando la frecuencia cardiaca y la fuerza de contracción del corazón (como al abrir el grifo al máximo); puede contraer las arteriolas, las arterias de tamaño medio de nuestro cuerpo (como al colocar el dedo en el extremo de la manguera). O bien puede disminuir la cantidad de líquido que se elimina del organismo por los riñones, (como tapar las pérdidas de la manguera). Cuando nos levantamos, cuando movemos el cuerpo o hacemos ejercicio, todas estas cosas ocurren de forma perfectamente coordinada, sin la necesidad de una acción consciente por nuestra parte.

Mantener la presión arterial a niveles apropiados es un ejemplo estupendo de la capacidad que tiene nuestro cuerpo para mantener sus constantes internas (homeostasis). En los vasos grandes del organismo, la arteria aorta y las arterias carótidas, existen unos pequeños receptores de presión, llamados «barorreceptores», que detectan, segundo a segundo, la presión dentro de las paredes arteriales. Éstos envían mensajes a una parte del cerebro, el tronco cerebral, donde se procesan mensajes y se emiten al corazón, para acelerar o ralentizar su frecuencia, o bien aumentar o disminuir su fuerza de contracción. También se envían otros mensajes a la musculatura lisa de las arteriolas ordenándoles que se contraigan o relajen, mientras que otros mensajes se reciben de y se envían a los riñones, que tienen su propio papel en el control de la tensión arterial mediante la secreción de una hormona denominada renina. Esto es solamente una visión simplificada del asunto. Existen péptidos cardiacos y diversas hormonas en la pared de los vasos sanguíneos que ejercen su acción en un complejo e interrelacionado control neuronal y hormonal. El objetivo común final es que nuestra presión arterial esté al nivel adecuado a cada momento, cada minuto del día.

¿Cómo se mide la presión arterial? ¿Qué se hace cuando se hincha el manguito?

La forma más directa para medir la presión arterial consistiría en insertar una cánula en una de las grandes arterias y conectarla a un tubo de cristal que mantendríamos en vertical para que la propia presión de la sangre la hiciera ascender hasta un punto en el que su peso no le permitiera subir más. Ese punto nos daría la medida de la presión sistólica. De hecho, la presión arterial la demostró por primera vez de esta forma el clérigo Stephen Hales, que en 1733 insertó un tubo en la arteria carótida de un caballo, encontrando por sorpresa que la sangre subió hasta dos metros y medio en la columna de cristal. Aún se usa este sistema en experimentos científicos en los que se precisan mediciones muy precisas o continuas. En estos casos, se suele elegir la arteria braquial.

En la práctica, se utiliza el esfigmomanómetro, un método indirecto mucho más indicado para medir la presión sanguínea. La invención del esfigmomanómetro se atribuye a Escipión Riva

Rocci de Turín, en 1896, y consiste en la conocida práctica de parar el flujo sanguíneo en la arteria braquial al apretarla con un manguito. La presión en el manguito se mide al detectar cuánto asciende una columna de mercurio contenida en un tubo de cristal conectado a un pequeño tubo de goma del manguito. El ascenso de la columna de mercurio se calibra en milímetros, de ahí que la presión arterial se mida en milímetros de mercurio. Se utiliza el mercurio porque es más pesado que el agua. Si utilizáramos agua, la columna mediría casi dos metros de altura. Cuando el médico hincha el manguito que ha colocado alrededor del brazo, la presión del manguito aprieta la arteria braquial y cuando excede a la presión de la sangre arterial, la arteria se colapsa y no puede fluir la sangre. Entonces el médico disminuye la presión del manguito y escucha atentamente la arteria braquial con el fonendoscopio a nivel del codo. En el momento en que la presión del manguito se iguala a la presión máxima producida por el corazón, la sangre puede circular de nuevo. Al hacer eso emite un ruido. Al oír ese sonido el médico recuerda la cifra de presión del manguito. Equivale a la presión sistólica. Los sonidos que realiza la sangre al circular cambian a medida que el manguito sigue deshinchándose (son los denominados sonidos Korotkoff) hasta que al final desaparecen. Se considera que su desaparición coincide con la presión diastólica o presión del corazón en distensión.

Al tomar la presión arterial, el paciente se sienta normalmente con el brazo a nivel del corazón. También se pueden tomar mediciones echado o de pie. Esta última manera es particularmente útil para medir la capacidad del cuerpo a responder a la demanda de una presión arterial mayor. Muchas veces, por ejemplo, la presión estando de pie disminuye en la gente mayor.

De esta forma, tenemos un método adecuado y no perjudicial para medir la presión arterial. Es muy útil al ensayar tratamientos para la tensión arterial, ya que se puede medir varias veces sin ocasionar ningún daño, e informa de forma clara de si un tratamiento nuevo funciona o no, por lo menos en lo que se refiere a disminuir la presión arterial.

Aunque útil, el esfigmomanómetro de mercurio no está exento de objeciones. En primer lugar, existen dudas asociadas a la propia medición. Desde el principio del esfigmomanómetro existe controversia sobre el tamaño óptimo del manguito, cómo se debe colocar en el brazo y si se necesitan manguitos más grandes para brazos mayores. También se ha debatido si los sonidos Korotkoff reflejan fielmente la presión diastólica y cómo se debería afinar la lectura del «dígito terminal» (por ejemplo, si 84 mm Hg se deberían «redondear» a 85). Se ha llegado a un consenso en los dos últimos puntos (la desaparición de los sonidos Korotkoff indica la presión diastólica, y no se redondean las cifras, pero se miran de dos en dos milímetros).

Sin embargo, no es del todo seguro que los médicos sigan estas pautas en la práctica. Otros factores como si el paciente está sentado o tumbado, si se utiliza el brazo derecho o izquierdo, o si el manguito está o no a la altura del corazón del paciente pueden afectar a la medición, pero no siempre pueden ser puestos en práctica. Pueden parecer detalles quisquillosos, pero las mediciones se usan para determinar si una persona se ha de someter a un tratamiento de por vida o no. Desgraciadamente, hasta el 30% de casos de hipertensión leve a moderada es diagnosticado por error.[2]

Otra de las pegas atribuidas al esfigmomanómetro es que el mercurio es una sustancia venenosa cuando se ingiere o cuando sus vapores son inhalados. Suecia, Finlandia y Francia han prohibido su uso, no porque haya un riesgo conocido al usar aparatos como el esfigmomanómetro, sino por el peligro medioambiental de contaminación del agua y otros cuando se dejan de usar estos instrumentos. Los médicos tendrán que adaptarse al esfigmomanómetro aneroide, que usa un muelle en lugar del peso del mercurio para medir la presión del manguito. Son precisos si se mantienen en condiciones adecuadas, aunque no son tan exactos como los aparatos de mercurio. Otra alternativa es el esfigmomanómetro electrónico digital semiautomático. Aunque son más caros, pueden ser precisos y el paciente los puede comprar y utilizar en casa. Puedes repasar con tu médico qué marcas son mejores, pues algunas de las más baratas suelen medir mal.

Medir la tensión arterial en casa es buena idea para el nuevo hipertenso y seguro que se obtiene una lectura más exacta que en las visitas rápidas al médico, en las que la ansiedad puede aumentar la presión sanguínea. Parece que los médicos están llegando al consenso de que se debe aconsejar la medición en casa a los nuevos hipertensos y a aquellos cuya presión arterial es difícil de controlar a pesar del tratamiento. Una serie de mediciones tomadas a lo largo del día en el ambiente relajado de casa informarán sobre la presión arterial media, que se contrastará con las mediciones del profesional. La monitorización continua demuestra grandes variaciones de la presión arterial de un minuto a otro, incluso en hipertensos «no-lábiles». El promedio de los niveles en casa es casi siempre más bajo que ante el médico, con una diferencia máxima de 10 mm Hg en la sistólica y 5 mm Hg en la diastólica.

En ocasiones, la diferencia puede ser mayor. Cuando era estudiante de medicina, un compañero y gran amigo mío descubrió con horror que su presión arterial era elevada. Medimos su tensión varias veces en los siguientes días con preocupación creciente. Finalmente, consultó a un tutor, que confirmó las presiones elevadas y lo remitió a un médico. Pero, después de varios análisis y una radiografía de sus riñones, todo normal, midió su presión sanguínea tranquilo, sin ajetreo, en la comodidad de su propio apartamento. Sorprendentemente y para su alivio, los resultados fueron normales. Mi amigo sufría «hipertensión de bata blanca». Esta expresión se refiere a las mediciones elevadas que son resultado de la excitación del momento, como durante la visita al médico, más que el reflejo de una enfermedad subyacente. Aunque esto puede parecer gratuito y poco frecuente, es sorprendentemente común. Según un investigador, hasta el 20% de personas que reciben tratamiento antihipertensivo padece «hipertensión de bata blanca» y, a menos que padezcan otros riesgos de padecer una enfermedad cardiovascular, no precisan medicación.[2] De manera que vale la pena comprobar que no formes parte de este grupo.

Debido a que los estados psicológicos elevan indudablemente la presión arterial, un error frecuente es asumir que el sufijo «tensión» de la palabra hipertensión se refiere a la ansiedad o tensión en el sentido psicológico. La hipertensión también puede estar presente en ausencia de una ansiedad obvia o un estrés psicológico. En este contexto, «tensión» no significa ansiedad, sino presión. (De hecho, a la presión arterial los franceses la llaman *tension artérielle du sang*).*

La medición ambulatoria de la presión sanguínea puede aclarar si se padece «hipertensión de bata blanca».[3] El paciente lleva un aparato durante 24 horas que hincha automáticamente el manguito y toma medidas a intervalos preestablecidos, por ejemplo, cada hora. Tales mediciones son útiles para estudiar la

---

* N. del T.: En español se usan indistintamente los términos tensión y presión arterial.

variación diaria de la presión sanguínea. También se usa cuando la presión de una persona es *borderline* (está rozando el límite) y la decisión de iniciar tratamiento no está clara, cuando la presión arterial es muy inestable (lábil), o cuando la presión arterial apenas se controla. Como estos aparatos son caros y se necesitan manos expertas para ponerlos en marcha, normalmente no se utilizan en la práctica médica común.

Existen otros métodos para tomar la tensión arterial, pero se limitan a la investigación o a aplicaciones médicas especiales. Por ejemplo, se puede detectar la presión arterial en un dedo con un aparato denominado fotopletismógrafo y se aplica en obstetricia y anestesia.

¿Cada cuánto debo tomarme la tensión? Si me encuentro bien, ¿la debo medir alguna vez?

Como la presión arterial es una medida fácil y conveniente, y como se ha demostrado que es un marcador o un aviso de una enfermedad subyacente, todos los adultos, jóvenes y mayores, tanto si se encuentran bien como si no, deben tomársela. Según los consejos de la British Hypertension Society,[4] los adultos deberían tomarse la tensión arterial de forma rutinaria por lo menos cada cinco años hasta los 80 años de edad. Los que posean valores normales-altos (135-139/85-89 mm Hg) y los que hayan tenido lecturas altas con anterioridad deberían tomársela cada año. Si estás tomando la píldora anticonceptiva, has de tomarte la tensión por lo menos cada tres meses y si estás tomando medicación antihipertensiva, eres diabético o tienes alguna enfermedad renal u hormonal, el médico deberá controlártela cada tres meses o incluso con mayor frecuencia. Aunque no es corriente medir la tensión de los niños de forma habitual, puede ser útil en presencia de enfermedad renal, por ejemplo.

Si no tengo la tensión alta, ¿debo leer este libro?

Más vale prevenir que curar. Todos tenemos riesgo de desarrollar hipertensión arterial. Incluso aunque no sea así, sería un error pensar que uno es inmune al riesgo de sufrir una enfermedad cardiaca o una apoplejía. El propósito de este libro es explicarte no solamente la historia que hay tras el fenómeno de la presión arterial, sino cómo puedes hacer cambios sencillos en tu dieta y rutina diaria que te ayudarán a protegerte de estos asesinos números uno de la sociedad industrial.

¿Cómo se puede saber cuál es mi tensión arterial, si está cambiando constantemente?

Es verdad que la presión arterial cambia latido a latido. Durante el día es más alta que cuando dormimos, y normalmente es más alta por la mañana que por la tarde. Cuando medimos la tensión arterial, procuramos obtener la tensión promedio (saber cómo es la tensión arterial «la mayor parte del tiempo»). Para ello, en teoría, cuantas más lecturas mejor. Evidentemente, no es práctico medirla a cada minuto del día, y se ha llegado a la conclusión de que cuatro lecturas en un periodo de cuatro semanas es una buena norma. Ciertamente, una sola lectura no es suficiente. Cresswell Jones puede no tener hipertensión, ya que su médico sólo se la ha tomado una vez. Es fácil ver por qué su tensión arterial podía estar algo más alta de lo habitual el día que acudió a su médico. La tensión se debe medir por lo menos dos veces en cada visita, y cuando se requiere mayor precisión, por ejemplo en una investigación, se debe anotar el promedio de las dos o tres mediciones (la primera lectura es casi siempre más alta que la segunda, ya que el paciente suele relajarse después de la primera medición).

Muchas personas tienen la idea errónea de que cualquier aumento de la tensión arterial puede romper instantáneamente sus arterias y causar una apoplejía catastrófica. Se preocupan por su tensión arterial y quieren tomársela muchas veces. En realidad, aumentos cortos y agudos de la presión arterial suceden a menudo en la mayoría de nosotros. Pero solamente son peligrosos cuando se mantienen durante un largo periodo de tiempo. Es así porque la presión alta de forma constante está asociada al desarrollo de aterosclerosis, la infiltración de grasas y colesterol en las paredes de los vasos sanguíneos, que eventualmente pueden conducir a la oclusión o al debilitamiento del vaso. Esto ocurre con el tiempo. No está del todo claro por qué sucede. Se cree que el estiramiento mecánico constante o el efecto cortante sobre la arteria puede representar un papel, sobre todo si existe una gran diferencia entre la presión sistólica y la diastólica (aunque, como veremos en el último capítulo, una teoría más lógica sostiene que la pared arterial no se estira lo suficiente). Podría ser que algunas hormonas asociadas con el desarrollo de hipertensión arterial también faciliten el desarrollo de aterosclerosis. En cualquier caso, debemos asegurarnos de que la tensión arterial permanece en el rango normal durante la mayor parte del tiempo, y no tienen que preocuparnos tanto las subidas eventuales que aparecen a veces en el curso de nuestras actividades cotidianas.

A veces, los pacientes llegan a obsesionarse con su tensión arterial. Tengo un paciente que, a pesar de mis quejas, cada semana me envía por fax (y envía una copia a su cardiólogo) varias páginas cuidadosamente escritas a máquina de su presión arterial tomada meticulosamente cada día. Un control cada semana o cada dos a diferentes horas es tan útil como una tira de lecturas muy parecidas.

Si has decidido tomártela en casa, es bueno que veas a tu médico de vez en cuando para comentarle las lecturas y ver si coinciden con las suyas. No tiene sentido vivir en una nube y pensar que te has curado si no es así.

¿Cuánto es demasiado? ¿Cómo se define la tensión alta?

Cuando realizamos un examen, hacemos el amor o corremos los 100 metros lisos, nuestra presión arterial se eleva de forma natural. Es normal y forma parte de la increíble respuesta inteligente del cuerpo a las continuas demandas a que lo sometemos. Todos tenemos la presión alta de vez en cuando. Sólo llamamos hipertensión a la presión que está *constantemente* alta. Hasta aquí bien, pero entonces, ¿cómo definimos la hipertensión arterial y cuándo podemos decir que permanece alta «la mayor parte del tiempo»?

Los médicos lo deciden por una regla comúnmente aceptada. Esto puede sonar a simple y poco atractivo. Uno se imagina un congreso de médicos grises, reunidos quizá en Estocolmo o en Ginebra, considerando los resultados de diversos estudios e informando de los resultados de sus deliberaciones en jornadas eternas a sus colegas aburridos.

No es así en absoluto. La British Hypertension Society (BHS)[4] y la Organización Mundial de la Salud (OMS),[5] entre otras organizaciones internacionales, publican las normas de lo que consideran presión arterial «demasiado alta», «normal», y «óptima». Ignoro si los miembros de su comité tienen caras grises, lo que sí sé es que sus informes generan reacciones importantes.

Qué se considera presión óptima es un asunto candente. Grandes sumas de dinero dependen de ello. Según la respuesta, médicos de todo el mundo decidirán si millones de pacientes deben recibir tratamiento con pastillas caras o no. Evidentemente, los fabricantes de los fármacos tienen mucho que ganar o perder. Los niveles que clasifican la hipertensión se basan en la interpretación de los datos sobre la morbilidad (enfermedad) y la mortalidad (fallecimiento). En un principio, en la década de 1920-30, se recogían estos datos de las estadísticas de las compañías de seguros. Más recientemente, disponemos de datos mejores que provienen de estudios realizados a gran escala. El más importante de ellos, porque es el único que ha investigado los niveles de presión arterial óptima, que se ha llevado a cabo recientemente, es el Hypertension Optimal Trial (HOT, Estudio Óptimo de Hipertensión).[6]

Recientemente, la OMS ha disminuido los límites de la tensión arterial óptima. Define la presión arterial «normal» como la que está por debajo de 130/85 mm Hg, y la «óptima», la inferior a 120/80. Esto ha ocasionado un alboroto en los círculos médicos, y muchos profesionales lo han contemplado como una maniobra de los laboratorios para vender aún más fármacos. «Cualquier médico normotenso podría convertirse en hipertenso al leer los consejos para el manejo de la hipertensión leve», profería un profesor de India. «¿Cómo es que las autoridades sanitarias favorecen sutilmente el uso de fármacos nuevos y... más caros?» Los fármacos son un "chute" rápido que puede ser peligroso. «No hay atajos», advierte, «desde el laboratorio de diagnóstico hasta la clínica, ¡excepto uno que se acerca demasiado al tanatorio!» Algunos médicos permanecen atentos pero se resisten a las presiones del mercado. En 1999, tras una gran discusión de los médicos de familia en Internet, un total de 888 médicos de familia, especialistas, farmacéuticos y científicos de 58 naciones decidieron escribir al Director General de la OMS expresando su preocupación por la nueva normativa. «Tememos que se utilicen las nuevas recomendaciones para favorecer un uso mayor de fármacos antihipertensivos, con mayor gasto y poco beneficio», argumentaron los médicos.[7]

El estudio HOT costó millones de dólares. ¿Quién lo financió? ¡Cómo no, un laboratorio farmacéutico! Los médicos temen que el laboratorio que sufragó los gastos del estudio HOT «quiera promover la nueva normativa. A principios de febrero de 1999, el laboratorio incomodó a la OMS al hacer pública la nueva normativa en una conferencia de prensa en Londres. Asimismo, también llevó a cabo campañas publicitarias en revistas médicas...» Resulta obvio que los médicos de familia se huelen que hay gato encerrado.

Como dijimos en el primer capítulo, hay poderosos intereses en juego. Les gustaría hacernos creer que la hipertensión es «inevitable», y que los fármacos son nuestra única defensa frente a ella. Ciertamente, la presión arterial media en la población occidental se eleva inexorablemente con la edad de la gente. En otras palabras, para la mayoría de occidentales, la presión arterial aumenta a medida que envejecemos. Por lo tanto, la hipertensión puede parecer algo «normal» (en el sentido de inevitable). Por lo menos hay cinco significados para la palabra «normal» en medicina. En este caso se usa para expresar la conformidad inevitable de una norma cultural. ¿Es inevitable la tensión arterial alta, amigos míos? Para el pueblo Tukisenta, de los Highlands de Nueva Guinea, los Bushmen Kalihari de Sudáfrica y los indios Yanamamo de Suramérica, la respuesta es claramente no. En estas culturas, el aumento de la presión arterial con la edad, tan común en los países industrializados, sencillamente no existe. La hipertensión y sus consecuencias, la enfermedad cardiaca y la apoplejía son prácticamente desconocidos para esta gente.[8]

Los estudios descriptivos nos dicen los valores «normales» en el sentido de lo habitual o «promedio». Éste es un significado diferente de la palabra «normal». Es preciso manifestar que la presión arterial media entre los nativos de Nueva Guinea y en algunos países de África es de 110/70 a lo largo de la vida. Es menor que el nivel «óptimo» definido por el estudio HOT —¡y sin la ayuda de ningún laboratorio farmacéutico!

Entonces, ¿qué es presión arterial «normal»? Al final, podemos decir que aunque existe un nivel a partir del cual la presión sanguínea es peligrosa, todavía no podemos precisar con exactitud lo que es «normal». Mi impresión es que gran parte de la dificultad para definir la presión arterial «normal» se debe a la confusión fundamental entre los diferentes significados de la palabra «normal». Cuando los pacientes me preguntan: «¿cuál es la presión normal?», creo que generalmente me están preguntando cuál es la presión «ideal» o «perfecta». Éste es el sentido con el que usan la palabra «normal» y es perfectamente legítimo. Desean saber cuál es la mejor presión arterial, cuál es la presión arterial que «Dios desea». Cuando los médicos afirman que «la presión arterial normal es de 120 y 80 para la mayoría de personas», están utilizando la palabra «normal» en un sentido completamente diferente. Utilizan la palabra en el sentido de «no asociada con muchas enfermedades».

De manera que tenemos cinco significados de la palabra normal, y los pacientes habitualmente utilizan sólo dos. Los tres usados en medicina son: a) de acuerdo a una norma cultural, b) lo más ususal, c) no enfermo. Los otros dos, que usan los pacientes, se pueden contemplar casi como el mismo: d) funcionando como se pretendía, y e) perfecto, el mejor.

He titulado este libro *Cómo curar la hipertensión sin fármacos* (*Perfect Blood Pressure*) porque creo que los pacientes y los médicos han de saber que hablan de cosas diferentes. «Presión arterial normal» tiene un significado diferente para el paciente que para el médico, y los médicos no responden siempre a lo que el paciente les está preguntando. Lo que el paciente desea saber es cómo tener la presión arterial ideal. Y obtener la presión arterial normal (usual) no es la respuesta del todo correcta. El paciente sabe que muchas personas con presión arterial normal tienen infartos de miocardio y apoplejías, de manera que hay algo que no encaja. Una serie de mediciones normales no significan forzosamente que uno esté sano. Estar sano implica integridad —algo más que unas cuantas medidas normales. Este libro expone cómo descubrir la presión arterial perfecta.

Precisamente, el tema de qué es presión arterial perfecta ocupará los últimos dos tercios del libro. Sin embargo, antes necesitaremos algunas cifras en las que basarnos. Creo, a pesar de la opinión de mis colegas, que la OMS actúa correctamente al colocar sus objetivos en los límites bajos del espectro. Pero si esto permite que los que tienen intereses creados comercialicen más pastillas, entonces no parece una buena conclusión. Es lógico que los médicos estén preocupados. Sin embargo, el tratamiento farmacológico no es la única opción para conseguir la presión arterial ideal. No estamos ante una situación de sí o no —no tenemos que elegir entre fármacos o presión arterial subóptima. La respuesta está en explorar métodos menos agresivos y caros —alejarse de los fármacos lo máximo posible y utilizarlos sólo cuando sea necesario. Me baso no solamente en el hallazgo de presión arterial baja en las comunidades no industrializadas como las mencionadas antes, sino también en la presión arterial significativamente baja de ciertos grupos de nuestra civilización occidental, como los vegetarianos y los que practican Meditación Trascendental de forma regular.[10] La Meditación Trascendental es la piedra angular del Sistema Védico Maharishi de Salud. En los próximos capítulos explicaré tanto la Meditación Trascendental como el Sistema Védico Maharishi de Salud, ya que los efectos beneficiosos de este sistema sobre la presión arterial son importantes y han sido objeto de muchos estudios.

Un reciente estudio publicado en la revista *The Lancet* también coincide en que es mejor tener la presión arterial en el límite bajo del normal que en el límite alto. Este estudio demostró que se pueden predecir las muertes por enfermedad cardiovascular según los niveles de presión arterial detectados en la adolescencia y en la edad adulta temprana. Investigadores de la Universidad de Bristol y de la Universidad de Glasgow estudiaron las presiones de los hombres que eran estudiantes en la Universidad de Glasgow entre 1948 y 1968.[11] Descubrieron que aunque la presión estaba en el rango normal (usual) en la mayoría de estudiantes mientras estaban en la Universidad, los que tenían lecturas normales más altas tuvieron mayor riesgo de fallecer por enfermedad coronaria o apoplejía. Por lo tanto, normal baja es mejor que normal alta por lo que concierne a enfermedad futura.

Podemos observar que lo que algunas culturas consideran «normal» no lo es para otras. ¿Podría haber diferentes niveles de «normalidad» entre las personas? ¿Es «normal» para mí lo que para ti es «anormal»? ¿Es la presión arterial «normal» una cuestión personal que varía de una persona a otra?

Aunque a todos nos gustaría tener presiones comparables a las de las sociedades no industrializadas, también es probable que algunas personas resistan más las presiones arteriales mayores que otras. La presión arterial perfecta para una persona puede ser diferente de la de otra. El corazón y otros órganos (llamados órganos diana) como los ojos, los riñones o el cerebro parecen ser más vulnerables en algunas personas. Para ellos, el proceso de aterosclerosis parece suceder de forma más rápida. Diversos estudios demuestran que depende de numerosos factores de riesgo. Los que conocemos incluyen el nivel de colesterol y otros lípidos, la presencia de diabetes, el tabaquismo, cuánto ejercicio se hace, qué fármacos se toman y si existen antecedentes familiares de infartos de miocardio o apoplejía.

Actualmente, se acepta como buena medicina el evaluar tantos factores de riesgo como sea posible antes de diagnosticar si la presión arterial es «normal» o «demasiado alta la mayor parte del tiempo», y si se precisa tratamiento farmacológico o no. De la misma forma, la presión arterial «diana» —la presión a la que se desea llegar si es que se ha encontrado demasiado alta— se define según estos factores de riesgo. Cuando uno padece diabetes, por ejemplo, la presión arterial «diana» es más baja que si no la padece. Los médicos han elaborado tablas de acuerdo a las estadísticas para evaluar el riesgo en los próximos diez años, teniendo en cuenta los factores de riesgo conocidos que uno pueda tener.[12]

Por lo tanto, desde un punto de vista práctico, no se ha llegado a una única definición para distinguir entre presión arterial «óptima», «normal», «anormal», «tratable» y «diana» que se pueda aplicar a todos nosotros. Los límites que usamos son simplemente una conveniencia. La mayoría del 14 por ciento de las personas occidentales diagnosticadas de presión arterial «demasiado alta la mayor parte del tiempo» tienen lo que se denomina hipertensión «leve a moderada». Su presión arterial sistólica se mantiene en el rango de 140 a 159 mm Hg y la presión arterial diastólica se mantiene entre 90 y 99. La hipertensión leve es una zona gris entre los niveles normales y los que son inmediatamente peligrosos. Si te hallas en esta zona gris, estadísticamente hablando tienes mayor riesgo de padecer un ataque al corazón, insuficiencia cardiaca o apoplejía. Pero tienes tiempo para considerar tus opciones antes de someterte a medicación. La mayoría de autoridades coinciden en que ante la hipertensión arterial leve a moderada se deben intentar los métodos no farmacológicos durante los primeros cuatro y seis meses. ¡Por lo menos tienes tiempo de finalizar la lectura de este libro!

Cresswell Jones es un contable a quien no le gustan las zonas grises. Para ayudar a Cresswell a tener una idea de las cifras de presión sanguínea que los médicos consideran «normal» o «anormal», veamos un extracto de los puntos más importantes de las normas de la British Hypertension Society para el control de la hipertensión, elaborado como una guía destinada a los médicos, publicado en 1999:[4]

Use medidas no farmacológicas en todas las personas hipertensas y *borderline*.

Inicie tratamiento antihipertensivo farmacológico en personas con la presión arterial sistólica mayor o igual a 160 mm Hg de forma constante, o presión arterial diastólica mayor o igual a 100 mm Hg de forma constante.

Inicie tratamiento en personas con presión arterial sistólica entre 140 y 159 mm Hg de forma constante, o presión arterial diastólica entre 90 y 99 mm Hg de forma constante, según la presencia o ausencia de daño orgánico, enfermedad cardiovascular, diabetes u otros factores de riesgo.

Los objetivos del tratamiento para llegar a una presión arterial óptima son una presión arterial sistólica menor de 140 mm Hg y una presión arterial diastólica menor de 85 mm Hg. (Observe que estas cifras son mayores que las normas de la OMS). El mínimo recomendado es menos de 150 mm Hg de sistólica y menos de 90 mm Hg de diastólica.

¿Puedo detectar si mi presión arterial es alta?

«Hoy tenía la presión demasiado alta, de manera que me he tomado dos pastillas». «Hoy seguro que tenía la tensión bien, de manera que no me he tomado ninguna pastilla». Estas frases, tan comúnmente oídas en las consultas de los médicos, no afectan normalmente a la presión arterial del propio médico. Aunque es cierto que un estrés emocional agudo o un dolor de cabeza intenso (o cualquier dolor) pueden ocasionar un aumento a corto plazo de la presión arterial, no es cierto que sea necesaria la presencia de estos síntomas para tener la presión sanguínea demasiado alta, ni que la ausencia de tales síntomas implique tener la presión baja. Aunque algunas personas aciertan bastante cuando dicen que su presión está alta, normalmente los síntomas a que se refieren no son específicos, como un ligero dolor de cabeza, o una vaga cefalea, que son difíciles de diferenciar de las sensaciones que la gente tiene normalmente.[13] La inmensa mayoría de pacientes con hipertensión arterial mantenida no tienen ningún síntoma e ignorarían completamente su presión elevada si no se la hubieran medido. Por eso se le llama el «asesino silencioso».

La aparición de hipertensión maligna en la que la presión arterial realmente se eleva mucho es muy rara. Ésta sí se puede asociar a dolor de cabeza, pero por norma se acepta que estos síntomas se relacionan con el daño que se realiza a los órganos diana y no con la propia tensión arterial.

Si disminuyo mi presión sanguínea, ¿puedo asegurarme de que no tendré una apoplejía ni un infarto de miocardio?

No. Recuerda que la presión alta es solamente un factor de riesgo y hay muchos factores que contribuyen a la apoplejía, algunos de los cuales los conocemos y otros no. Hay muchas personas desafortunadas con presión arterial normal que han padecido apoplejías o infartos de miocardio. De hecho, representan la mayoría de víctimas de apoplejía y ataques cardiacos.[14] Con la paranoia actual sobre la HTA, esto puede parecer difícil de creer, pero la realidad es que hay muchas más personas sin hipertensión que con ella, y la rotundidad de las cifras hace que aparezcan más a menudo en el grupo que sufre infartos de miocardio, insuficiencia cardiaca o apoplejías. La presión arterial alta solamente aumenta el riesgo de unirse a este grupo, y la presión baja lo disminuye.

¿Mi tensión arterial puede ser demasiado baja?

La sangre ha de ser bombeada por el organismo a cierta presión, porque si no, no llegaría a los órganos vitales que abastece. La lógica dictaría que si la presión arterial es demasiado baja, la alimentación a los tejidos del cuerpo no se realizaría adecuadamente.

Cualquiera que se haya desmayado sabe que existen algunas situaciones agudas (agudo significa de repente, en lugar de grave) en las que la presión arterial falla hasta el punto de que el cerebro no recibe suficiente sangre para mantener la conciencia. En el caso de un simple desmayo, en una persona por lo demás sana, la sangre se ha quedado en las extremidades inferiores, quizá porque la persona ha permanecido demasiado tiempo de pie, o se ha levantado demasiado rápido de una silla, y hay demasiada poca sangre para que el corazón la bombee hacia el cerebro.

De nuevo, cuando la presión arterial ha sido extremadamente alta durante un periodo de tiempo, la circulación cerebral (las arteriolas que abastecen directamente el cerebro) tiende a compensar la situación mediante un proceso denominado autorregulación. Éste es un mecanismo protector del cerebro, y significa que el cerebro se «adapta» localmente para soportar la presión alta procedente del corazón. Si se disminuye esta presión demasiado rápidamente con fármacos, el cerebro puede no tener tiempo para «readaptar» sus arteriolas locales y la perfusión cerebral disminuye, tal vez con resultados desastrosos. Ha habido casos en los que los pacientes han sufrido ceguera o daño neurológico permanente debido a un tratamiento demasiado entusiasta de la tensión arterial extremadamente alta.

Hay situaciones en las que la presión arterial ha disminuido de forma aguda. ¿Pero qué pasa con la tensión arterial crónicamente baja? ¿Existe una tensión «ideal» por debajo de la cual la presión arterial es «demasiado baja»? Al definir «demasiado baja» la imagen es aún más oscura (si es posible) que al definir «demasiado alta». Según las estadísticas, en la población no anciana, el riesgo de sufrir una apoplejía o un ataque cardiaco disminuye a medida que desciende la presión arterial. Esto afecta a las presiones más bajas medidas en los estudios. En mi consulta, me encuentro frecuentemente a personas jóvenes que van por el mundo con unas tensiones de 80 o 90 de sistólica y 40 o 50 de diastólica.

Sin embargo, el sentido común nos dice que la tensión no puede disminuir mucho; sino, no podríamos funcionar. Muchos de mis pacientes que tienen una presión más bien baja afirman poder sentir cuándo disminuye más de lo habitual. Podría ser cierto. Una creencia popular muy arraigada dice que la presión arterial crónicamente baja se asocia con diversos síntomas imprecisos, como ligero mareo o ligera cefalea y cansancio, y hay alguna evidencia que lo corrobora. Durante mucho tiempo, en algunos estudios observacionales, la presión arterial baja se ha asociado con el cansancio y un estado de ánimo bajo. Por ejemplo, en Gothenburg, a 776 hombres tomados aleatoriamente de un grupo de 1.016 hombres de 50 años, se les dio un cuestionario sobre la calidad de vida diseñado para evaluar su bienestar. La presión arterial baja se relacionaba significativamente con niveles menores de energía, autoconfianza, salud, memoria, apetito, y con deterioro de la tranquilidad en casa, en el trabajo y en la familia.[15] Sin embargo, es importante recordar que los estudios de este tipo no demuestran causa y efecto. No todos los hombres que tenían la presión arterial baja refirieron tales síntomas.

Algunos especialistas opinan que hay un grupo de personas que tiene dañada la capacidad de elevar su presión arterial al pasar rápidamente de la posición de sentado o tumbado a levantado. Su presión arterial permanece baja más tiempo de lo normal y el cerebro queda relativamente desnutrido, apareciendo un síncope (desmayo), o un presíncope (no es un verdadero desmayo), en el que el paciente tiene síntomas como el mareo. Sugieren que este síndrome, denominado «hipotensión mediada neurológicamente», podría explicar el síndrome de fatiga crónico, un síndrome caracterizado por fatiga profunda durante más de seis meses, que a menudo aparece después de una infección vírica aguda.[16]

Como hemos visto al considerar «cuánto es demasiado alto», intervienen muchos factores al definir la presión arterial. «Cuánto es demasiado bajo» también es una pregunta incómoda. En una situación de incertidumbre, la decisión de iniciar tratamiento se convierte en un convencionalismo. A veces cambia, y lo que era «*de rigueur*» se convierte en «pura formalidad». Por ejemplo, a lo largo de mi práctica clínica de veinte años mis directores médicos me han aconsejado que el tratamiento de la hipertensión sistólica moderada de la persona mayor al principio era innecesario, después necesario, a continuación innecesario durante un tiempo y ahora muy necesario. La inmensa mayoría de médicos tendrá que admitir que las tendencias de la medicina las dicta la moda más que la evidencia.

Las modas médicas, al igual que en otras áreas, están influenciadas por la cultura.[17] Existe una historia antigua, aparentemente cierta, sobre una cantante de ópera americana que en Viena consultó a un médico austriaco por dolor de cabeza. El médico le prescribió unos supositorios. Como nunca había usado supositorios para un dolor de cabeza, se comió uno. Lo que puede ser un tratamiento correcto en un país, puede ser virtualmente incorrecto en otro. En Alemania, raramente se prescriben antibióticos. El amplio uso de antibióticos que observamos en otros países se observa con malos ojos. Sin embargo, uno puede ser diagnosticado de *Herzinsuffizienz* o insuficiencia cardiaca, un diagnóstico apreciado en Alemania y no tan popular en otros países. Los fármacos cardiotónicos, como la digoxina, se prescriben en ese país seis o siete veces más que en Francia o en Gran Bretaña. Igualmente, un paciente británico solamente tiene una sexta parte de probabilidad de sufrir un bypass coronario respecto a un americano. En Francia se tiene una gran confianza en la capacidad de curación propia del organismo, por lo que los fármacos se prescriben en dosis mucho más bajas. Por «dosis francesa» se conoce a la mitad de la dosis usada por los estadounidenses. Y lo mismo sucede con la presión arterial baja. En Alemania, la presión arterial baja es un tema apasionante. Allí se trata con no menos de 85 fármacos, así como con hidroterapia y balnearios. En Inglaterra y los EE. UU., la actitud es más como la de mi país. La presión arterial baja no se considera importante, y la mayoría de libros médicos tratan el tema de forma superficial o no lo tocan. Es una situación deseable, excepto si causa desmayos, ya que facilita el acceso a seguros de vida con tarifas más baratas.

Mi opinión es que existen algunas personas con una energía general baja y, como resultado, su presión arterial es baja. El tratamiento consiste en tratar la condición subyacente, en este caso poca energía, tras el cual la presión arterial vuelve a la normalidad. Tratar sólo un signo o un síntoma no conseguirá efectos tan duraderos o satisfactorios como tratar a la persona en su totalidad. Tratar sólo la presión arterial no va a resolver los problemas de salud de la persona y éste es el caso de la presión arterial demasiado alta o demasiado baja.

¿Por qué tengo la presión arterial alta?

Éste es el primer pensamiento que tiene un nuevo hipertenso. Es una pregunta clara y sincera, y sin embargo puede apabullar al médico ocupado que hace tiempo aceptó que la hipertensión simplemente «es».

La hipertensión se divide en dos tipos: primaria y secundaria. Primero hablaré de la menos frecuente, la hipertensión secundaria.

Hipertensión secundaria

La hipertensión secundaria se puede explicar en relación con la patología física. Se puede demostrar que algo ha funcionado mal, y se puede corregir a nivel físico. Por ejemplo, muchos tipos de enfermedad renal, como la inflamación crónica (glomerulonefritis), infecciones y anormalidades congénitas causarán una presión arterial alta. En ocasiones, un riñón estará en aprietos a causa del estrechamiento arterial (estenosis de la arteria renal), que se traduce en una «mayor demanda renal de sangre» mediante la secreción de una hormona llamada renina. La renina, mediante otras hormonas, actúa aumentando la presión sanguínea, forzando de esta forma la entrada de más sangre al riñón afectado. Algunas enfermedades endocrinas, como el hipertiroidismo o el mixedema, están asociadas a la presión arterial elevada. También consumir grandes cantidades de regaliz puede ser el responsable y, evidentemente, también el tratamiento con prednisona o anticonceptivos orales (por este motivo las mujeres que toman la píldora deben controlarse la tensión arterial regularmente). Un tumor no muy habitual llamado feocromocitoma también puede ser el responsable de la hipertensión.

La mayoría de estos casos de hipertensión secundaria tienen solución. Por ejemplo, el hipertiroidismo se puede corregir mediante la cirugía, fármacos o radioterapia en la glándula tiroides. La estenosis de la arteria renal se puede corregir a veces mediante cirugía. Un feocromocitoma se puede eliminar quirúrgicamente.

Hipertensión primaria

Solamente del 5 al 10 por ciento de casos nuevos de hipertensión se deben a una causa física. Esto significa que del 90 al 95 por ciento restante de personas que tienen hipertensión no lo deben a una causa física fácilmente identificable. La inmensa mayoría de pacientes hipertensos padecen lo que se denomina hipertensión primaria o esencial, y ése es el tipo de hipertensión que trataremos en este libro.

Si Cresswell Jones hubiera pertenecido a ese 5 o 10 por ciento que tiene hipertensión secundaria, le hubieran aconsejado recibir tratamiento médico o quirúrgico. Pero lo que tiene es hipertensión esencial. Primero, Jones se puede sentir reconfortado cuando su médico especifica su enfermedad. El lenguaje es una herramienta poderosa, y cuando los médicos dan nombres a las cosas implica que las entienden, que saben de lo que están hablando, y que todo está bajo control.

Sin embargo, las palabras también se pueden utilizar de forma «aérea» para disfrazar pobreza de conocimiento. Un médico que diga «si quieres saber el verdadero nombre de tu enfermedad, se llama hipertensión esencial», es como el policía que te explica que su descubrimiento es que el verdadero nombre del Sr. Cronshaw es Smith. ¿Y qué? No has avanzado mucho en el conocimiento de ese caballero. La definición del diccionario de la palabra «primario» es «principal, original, no derivado». «Esencial» significa lo mismo, algo que «simplemente es» en o de sí mismo. ¡El término hipertensión esencial dice poco más que «simplemente es» hipertensión!

Se ha realizado un gran esfuerzo para encontrar el «defecto fundamental» que causa la hipertensión esencial. Los médicos hablan a veces en forma telegráfica como si hubieran encontrado la «causa» de la hipertensión, citando anormalidades bioquímicas o fisiológicas como los niveles de hormona angiotensina o el grado de constricción de las arteriolas (las arteriolas son arterias pequeñas de los extremos de las ramas del «árbol» arterial). Sin embargo, ninguna de estas cosas representa el origen de la hipertensión. En realidad, se deben contemplar como causas «determinantes». Las causas determinantes son relativamente superficiales, causas mecánicas como la fuerza de contracción de las arteriolas. Las causas determinantes se pueden controlar con medicamentos, y como la terapia farmacológica domina la escena, se cree que las causas superficiales son «la causa». El problema es que uno siempre puede preguntar: ¿Qué ha causado esto? ¿Qué causa que el corazón lata demasiado? ¿Por qué las arterias están demasiado contraí-das? Las causas determinantes pueden satisfacer de entrada, pero al examinarlas no nos dan una explicación satisfactoria del fenómeno de la hipertensión.

De manera que hasta el momento no se ha encontrado un «defecto fundamental» aunque ha habido varias falsas alarmas. Lo que parecía un simple camino hacia el descubrimiento se ha convertido en un campo de minas, por las interacciones tan complejas entre los cientos de factores que parecen estar invo-lucrados. Más que buscar una única causa, actualmente se acep-ta que hay una multiplicidad de factores responsables.

Alguien dijo que si en un fenómeno hay más de siete fac-tores involucrados, entonces la comprensión de ese fenómeno deja de ser ciencia y pasa a ser arte. Si consideramos que se cree que hay más de siete factores involucrados en la hipertensión y que hay muchos en los que ni siquiera hemos pensado, real-mente especificar cada factor puede ser un arte muy complejo.

Hemos atendido algunas de las cuestiones que han preo-cupado a Cresswell Jones. Cresswell aún se siente razonable-mente bien y en forma. ¿Por qué su médico está pulsando el botón de alarma? Cresswell casi no puede creer que tiene que hacer algo. Su siguiente pregunta se la formularán todas las per-sonas que se encuentren en su misma situación. Es importan-te, y le he dedicado el siguiente capítulo.

3. Quizá, si no hago nada, esto acabará desapareciendo

De acuerdo, tengo hipertensión leve a moderada. Me encuentro bien. ¿Qué pasaría si no hiciera nada?

Quizás nada. Puedes vivir hasta los 97 años. Muchas personas hipertensas viven hasta esa edad. Por otra parte, tienes más probabilidades de tener una apoplejía o un infarto devastador que si tu presión arterial fuera normal.

Detrás de la mayoría de ataques al corazón y de apoplejías se encuentra la condición conocida como aterosclerosis o endurecimiento de las arterias. *Sclerosis* significa endurecimiento, y *athero* es una palabra griega que define gacha, o potaje, que describe el aspecto del cúmulo de lípidos o grasas que anormalmente engrosan la pared interna de las arterias. La aterosclerosis aparece en las arterias del corazón (coronarias), el cerebro (cerebrales) y el riñón (renales), así como en las arterias periféricas como las de las piernas. Cuando el proceso se desencadena, las plaquetas sanguíneas, las lipoproteínas, el colesterol y trozos de desechos celulares forman lo que se conoce como placas de aterosclerosis. La placa aterosclerótica no es un buen asunto. Puede crecer lentamente hasta obstruir el vaso; se puede romper y ocluir la circulación de la sangre; puede debilitar un lado del vaso, de manera que se forma un saco añadido (denominado aneurisma), o puede romper un lado del vaso dañado y formar una embolia. En cada caso, el bloqueo o el escape de sangre resultante puede tener efectos desastrosos en el órgano alimentado por la arteria. Parte de ese órgano, sea el corazón, el cerebro o el riñón, se queda privado de sangre y las células afectadas pueden morir. La muerte de tejido celular de esta forma se denomina infarto. Se cree que un nivel alto de colesterol en la sangre es un factor que contribuye a la formación de aterosclerosis. La hipertensión es otro, aunque, como hemos mencionado antes, su mecanismo no es del todo conocido.

Los órganos afectados por la hipertensión se conocen como «órganos diana», y los más importantes son el corazón, el cerebro, los riñones y los ojos. El músculo cardiaco se puede hipertrofiar y más tarde dilatar (hipertrofia ventricular izquierda) y, asimismo, el tejido cardiaco corre el riesgo de infartarse (muerte debida a falta de sangre). El cerebro se puede ver afectado de forma general debido a que se rompen miles de pequeños vasos sanguíneos y aparece la encefalopatía hipertensiva, o bien se puede bloquear una arteria de mayor tamaño. El médico buscará hemorragias de la retina y exudados en los ojos. Ello indica daño severo generalizado de los vasos. En los primeros estadios de hipertensión esencial el daño es mínimo o inexistente y no se detectará prácticamente nada. Si la elevación de la tensión arterial se mantiene durante un largo periodo de tiempo, entonces según qué otros factores de riesgo estén presentes, la aterosclerosis puede empezar a desarrollarse.

Esto no se tiene que tomar a la ligera. Eddie es un comerciante que acudió a su médico para un chequeo de rutina. Éste le encontró la presión arterial diastólica ligeramente elevada, 130/95 y le pidió que volviera unas cuantas veces a partir de la siguiente semana para que la enfermera le tomara la presión arterial. A Eddie no le gusta ir al médico y como está muy ocupado, en seguida encontró una excusa para no acudir a su cita. Un año más tarde, mientras estaba en la cocina, se sintió inestable y con náuseas. Acudió al servicio de urgencias del hospital de la zona y se le detectó una presión arterial peligrosamente alta. Una parte del cerebro, denominada cerebelo, estaba afectada por el bloqueo de una de las arterias cerebrales. El cerebelo es el responsable de la coordinación de los movimientos. Aunque Eddie ha podido regresar a su trabajo, tiene problemas con el movimiento y sólo puede realizar trabajos suaves.

Eddie podía haber fallecido por el aumento de presión en sus arterias cerebrales. La hipertensión no es el único factor que entra en juego. Tuvo mala suerte. Los médicos no sabemos si habrá suerte o no, por lo que nos aseguramos y recomendamos que se disminuya la presión arterial alta. Hay muchos factores más que determinarán si uno será afortunado o no y, como hemos dicho, esos factores aún no se conocen del todo bien. Lo que sí sabemos es que estadísticamente hay mayor probabilidad de sufrir esta tragedia que si no se tuviera la presión arterial alta. Así son las cosas, aunque en este momento estemos perfectamente bien. Es como conducir un coche con los cinturones de seguridad gastados. Se puede viajar con ellos porque hay muchos factores que influyen en el hecho de tener un accidente. Pero se tiene mayor riesgo.

De hecho, podemos ilustrar los niveles de hipertensión de la siguiente forma:*

* Ésta es una guía general, con propósito meramente ilustrativo. Las estadísticas de accidentes de coche pueden no coincidir exactamente con las de riesgo cerebrovascular como en este ejemplo.

Nivel de presión arterial	Es como...
Normal p.e. no más de 135/85	Conducir un coche en buen estado y llevar el cinturón de seguridad puesto. Se puede tener un accidente grave pero es menos probable.
Ligeramente elevada, sin otros factores de riesgo 135-139/85-90	Buen coche. El cinturón de seguridad cierra bien, pero está un poco gastado. Puede no ser tan seguro como parece.
Fumar	Conducir a mucha velocidad.
Colesterol alto	Aceite en la carretera.
Diabetes	El velocímetro no funciona.
Moderadamente elevada 140-159/90-99	No hay cinturones de seguridad, el freno está gastado.
Francamente elevada 160-199/100-109	Frena mal, no hay cinturones de seguridad. La dirección está un poco suelta. Es peligroso.
Muy alta > 200/110	El freno no funciona, no hay cinturones de seguridad La dirección se balancea. Se puede llegar al destino pero con gran peligro.
Hipertensión maligna** p.e. diastólica a > 120 de forma constante	No hay frenos, el acelerador se ha atascado al máximo. Desastre inevitable a menos que se haga algo.

** La hipertensión maligna se explica en el capítulo cuatro.

La gente ha conducido los coches sin cinturón de seguridad durante muchos años. La mayoría salía con él, sobre todo si tenían el interés de ser buenos conductores. La hipertensión ligera no fue reconocida durante años. Y no todo el mundo sufría apoplejía. No se puede decir que un coche esté «enfermo» por no tener cinturones de seguridad o por tener la carrocería muy oxidada. Pero los médicos manejan el término «enfermo» o «no enfermo» y eso facilitó la percepción de que la hipertensión leve es una enfermedad que debe ser tratada con fármacos. Es fácil ver por qué la profesión médica reaccionó de esta manera —un remedio para librar a la población de tres azotes. La apoplejía, los infartos de miocardio y la insuficiencia cardiaca no son broma y no se puede ser complaciente con ellos.

¿Qué es exactamente una apoplejía?

La apoplejía o embolia ocurre cuando una parte del cerebro se ve afectada por una alteración de su aporte sanguíneo. En una apoplejía aguda (o completa), se muere la parte de cerebro afectada. En la mayoría de casos, se debe a un bloqueo de un vaso arterial que conduce a la escasez de alimento de las células cerebrales (isquemia), las cuales necesitan un aporte constante de oxígeno y glucosa para sobrevivir. Como hemos visto antes, a este tipo de muerte de las células se le denomina infarto. Un infarto cerebral es la muerte de tejido cerebral como resultado de un bloqueo de una arteria. En algunos casos de apoplejía, el tejido cerebral muere como resultado de una hemorragia de un vaso sanguíneo. Pero normalmente, cuando una arteria se bloquea, la alteración en el aporte sanguíneo es temporal y reversible. La sangre se coagula inapropiadamente en zonas de la arteria que están dañadas por aterosclerosis y a veces el coágulo se puede romper y desplazar. Después, la parte del cerebro que era alimentada por esa arteria se recupera y desaparecen los síntomas. Es lo que se conoce como accidente isquémico transitorio (AIT). Por convenio internacional, los síntomas que duran más de 24 horas se consideran apoplejía completa y no

AIT. En algunos grupos raciales, como los chinos por ejemplo, la hemorragia es responsable de hasta el 25 por ciento de apoplejías. En la población europea la proporción es menor, del 15 por ciento.

Todavía no se puede prever quién va a sufrir una apoplejía. Sin embargo, existen ciertos factores que aumentan la probabilidad.

Factores de riesgo de apoplejía

Los factores de riesgo para sufrir un infarto cerebral son:
- Edad avanzada
- Presión arterial alta
- Tabaquismo
- Diabetes
- Colesterol alto
- Excesivo consumo de alcohol
- Angina de pecho o infarto de miocardio previo
- Apoplejía previa o AIT
- Ritmo cardiaco irregular

Además hay otros factores de riesgo menos frecuentes, incluyendo válvulas cardiacas dañadas o artificiales, inflamación arterial y algunas enfermedades sanguíneas.

Los factores de riesgo para sufrir una hemorragia cerebral son:
- Presión arterial alta
- Aneurismas (debilidad de la pared arterial que causa fondos de saco en dicha pared)
- Anormalides en la coagulación sanguínea (por ejemplo, el «adelgazamiento» de la sangre debido a fármacos como la warfarina)

Síntomas de la apoplejía

Normalmente la apoplejía no suele avisar, o lo hace muy sutilmente. Los síntomas aparecen de forma violenta cuando una arteria se bloquea o sangra y dependen según la zona del cerebro que resulta afectada. Los más frecuentes son:

- Debilidad o parálisis (normalmente, aunque no siempre, de un lado del cuerpo)
- Pérdida del habla, de la capacidad para comprender el lenguaje y de leer (todo en varios grados)
- Pérdida de una parte de la visión
- Visión doble
- Dificultad para tragar
- Pérdida del equilibrio
- Conciencia de diferentes partes del cuerpo dañadas
- Confusión
- Entumecimiento, sensación de zona adormecida

El paciente puede experimentar pérdida de control de los esfínteres de la vejiga y del ano. Al principio de la apoplejía puede haber pérdida de conciencia y, si ello persiste, es un signo de mal pronóstico.

Tratamiento de la apoplejía

La mayoría de pacientes que tienen apoplejía han de ser ingresados en un hospital para ser estudiados y tratados. Normalmente se hacen análisis sanguíneos y de imagen (un TAC o bien una RMN) sobre todo para diferenciar los dos tipos de apoplejía (por bloqueo o por hemorragia) ya que se tratan de forma diferente. También se realizan ecografías del corazón y de las arterias carótidas para tratar de encontrar el origen del bloqueo sanguíneo.

En caso de apoplejía hemorrágica, se controla la presión arterial y se evitan los fármacos que interfieren en la coagulación sanguínea. En el caso de la rotura de un aneurisma, en la que la debilidad congénita de un vaso ha causado la explosión de su pared, se puede intentar la neurocirugía. La apoplejía isquémica (por bloqueo) se puede tratar con fármacos trombolíticos (fármacos que rompen el coágulo) en algunas circunstancias. Evidentemente, es muy importante asegurarse de que la apoplejía no es hemorrágica antes de administrar estos fármacos.

El paciente también suele precisar hidratación (reposición de líquidos) por vía endovenosa (gotero), prevención de úlceras de decúbito, prevención de neumonía y gran cantidad de cuidados de enfermería, según la extensión del daño cerebral. El área del cerebro que ha muerto no se recuperará, pero además hay una gran porción de cerebro alrededor de esa zona que está afectada por inflamación. Esta inflamación disminuye con el tiempo y el paciente recupera buena parte de su función, sobre todo después del primer mes de la apoplejía.

En mi país, Nueva Zelanda, las enfermedades cerebrovasculares (apoplejía) suman el 9 por ciento del total de muertes. Ha habido una mejora estable y persistente en el porcentaje de muertes por apoplejía en los últimos veinticinco años, tanto en hombres como en mujeres. En Nueva Zelanda, los índices de muerte han caído el 56 por ciento en hombres y el 60 por ciento en mujeres entre 1970 y 1996.[18] Ello puede ser debido al mejor control de la presión arterial gracias a los fármacos.[19] Sin embargo, debemos recordar que la apoplejía tiene una causa multifactorial y que esta mejoría puede también reflejar un aumento de la conciencia de los peligros de fumar cigarrillos y el perfeccionamiento de la dieta en general que se observa en los países occidentales, entre otros factores.[20]

¿Qué es un ataque al corazón?

La enfermedad cardiaca es el asesino número uno en Occidente. Casi uno de cada dos americanos fallece de enfermedad cardiovascular, proporción que equivale a una muerte cada 34 segundos. Según la American Heart Association, los servicios médicos, los medicamentos y la pérdida de productividad laboral asociados a la enfermedad cardiovascular ascienden a 108,9 billones de dólares cada año.

Un ataque al corazón o infarto de miocardio sucede de la misma manera que un infarto cerebral, excepto que en este caso es el revestimiento interno de una arteria coronaria lo que resulta dañado y la arteria coronaria la que se bloquea cuando se forma un coágulo en la zona dañada. El músculo cardiaco alimentado por esa arteria se muere.

Factores de riesgo de ataque al corazón

Como en ambos casos el culpable es la aterosclerosis. Como habrás imaginado, los factores de riesgo de infarto de miocardio son similares a los de la apoplejía. Son:

- Edad avanzada
- Presión. arterial alta
- Tabaquismo
- Colesterol alto
- Diabetes
- Excesivo consumo de alcohol
- Angina de pecho o infarto de miocardio previo
- Obesidad
- Estrés

Si en tu familia alguien ha tenido un infarto de miocardio o una angina de pecho, entonces también tienes mayor riesgo de sufrir uno. Las mujeres están parcialmente protegidas frente al infarto de miocardio, probablemente gracias a los estrógenos, hasta la menopausia.

Éstos son los factores de riesgo conocidos, pero evidentemente, no los conocemos todos, ya que sino podríamos detectarlos y tratar a las personas que fueran a tener un infarto y dejar a las demás tranquilas. De hecho, nuestras predicciones a partir de los factores de riesgo conocidos son bastante inexactas, y sólo son correctas la mitad aproximadamente. Tradicionalmente, de los citados antes, los más importantes son la hipertensión, el tabaquismo y el colesterol elevado. Otros, como la alta concentración sanguínea del aminoácido homocisteína o el agrandamiento de la cavidad cardiaca izquierda (hipertrofia ventricular izquierda) son bien conocidos. Todos hemos visto y leído la sorprendente noticia del descubrimiento de un nuevo factor de riesgo. Algunos son preocupantes aunque no bien conocidos, como la presencia de bacterias en la pared arterial,[21] o la presencia de enfermedad periodontal.[22] Otros pueden parecer sorprendentes en un principio, como el día de la semana (los domingos son más seguros, probablemente porque son menos estresantes)[23] o el roncar (los que roncan tienen mayor riesgo porque la menor cantidad de oxígeno estimula su sistema nervioso simpático, aumentando ligeramente la presión arterial).

Todo parece compartimentado y fragmentado. ¿No existe algo que pueda juntar todos estos factores, una especie de gran factor de riesgo que resumiera a los demás? Cuando pongo mi coche en marcha, si el combustible no llega a su sitio, no tiene sentido activar el contacto. Uno depende del otro. El cuerpo humano debe de ser más complicado que un coche. Tener la presión sanguínea controlada puede no servir de nada si hay otros factores desequilibrados. Tiene que haber algo que podamos hacer que facilite todo lo demás.

Es cierto que conseguir una presión arterial correcta no lo es todo. Un reciente estudio holandés que ha analizado datos de 12.031 personas de siete países, recogidos durante 25 años, demuestra que incluso en personas con una presión arterial media el riesgo de muerte por enfermedad coronaria varía enormemente (hasta el 300 por ciento) de una región del mundo a otra. ¡En algunos países, los hombres con presión arterial alta tienen menor riesgo de muerte por enfermedad coronaria que los de otros países que tenían presión arterial «normal»![25]

En cuanto a si hay algo que podamos hacer para normalizar los demás factores, creo que sí. Hasta hoy, hemos pensado de manera fragmentada, mirando cada factor de forma aislada. Hay otra forma de acercarse al problema que consiste en pensar de qué manera los sistemas operan «como un todo». Pondremos los cimientos para ello en el capítulo ocho y exploraremos la idea en detalle en el capítulo nueve.

Supongamos que tengo un bloqueo parcial de una arteria coronaria. ¿Puedo saber si mi músculo cardiaco obtiene suficiente sangre?

En ocasiones, un infarto de miocardio ocurre sin ningún dolor (el «infarto silencioso»). El o la paciente puede no ser consciente de que lo ha tenido. Además, un infarto de miocardio fatal puede llegar «caído del cielo», sin previo aviso. El indicio más típico es el dolor en el pecho. A veces, el paciente siente una incomodidad en el pecho y un ligero dolor de cabeza, tal vez un desmayo, sudación profusa, náuseas o respiración dificultosa durante el esfuerzo. Pero también puede aparecer un dolor intenso, pesado en la cara anterior del pecho, a veces irradiado hacia el brazo o la mandíbula. Si evoluciona a infarto de miocardio (en el que una parte del músculo se muere), el dolor puede ser intenso, tirante, aplastante o constriñente, «como si estuviera un elefante sentado en el pecho», o «como si fuera exprimido con profusión», frecuentemente con sensación de amenaza inminente. Normalmente, el dolor de un infarto dura varias horas.

¿Qué debo hacer si tengo un dolor así?

Debes buscar ayuda médica inmediata y descansar hasta que llegue. Te han de llevar a un hospital. Una electrocardiografía (ECG) y un análisis de sangre ayudarán a confirmar si lo que ha sucedido es un infarto de miocardio. Según la intensidad de los síntomas, los médicos pueden decidir si deben realizar un angiograma coronario, una radiografía que muestra las arterias del corazón. En situaciones agudas como ésta, es cuando los fármacos entran en escena. Se necesitan varios fármacos para estabilizar el músculo cardiaco, disminuir el trabajo del corazón y prevenir que se acumule líquido en los pulmones. Si el aporte sanguíneo al corazón está en apuros puede ser necesario realizar una angioplastia coronaria, en la que se inserta un catéter (tubo delgado) en las arterias coronarias. Entonces se hincha un globo en el extremo del catéter que empuja las paredes de la arteria y la abre. En otros casos, se lleva a cabo cirugía con bypass coronario, mediante la cual se construye una ruta alternativa para que el flujo sanguíneo evite la arteria bloqueada. Normalmente, se realiza con una arteria tomada del pecho o de la pierna. Se ha desarrollado una gran cantidad de recursos en el área del tratamiento médico coronario, y uno no puede más que sorprenderse del alto nivel de sofisticación técnica que se ha alcanzado, tanto médica como quirúrgica. Todo ello unido a la dedicación y la profesionalidad del personal médico hospitalario es muy tranquilizador. Sin embargo, todos los médicos coinciden en que, si es posible, es bueno poner una valla en lo alto del acantilado, así como una ambulancia debajo. De ahí que se pretenda evitar los infartos de miocardio antes de que ocurran.

¿Qué es la angina de pecho?

El corazón puede ir falto de aporte sanguíneo debido a una arteria parcialmente bloqueada, pero no tan falto como para que el músculo se muera. Entonces el dolor es parecido pero menos intenso que el de un infarto, y dura menos de unos veinte minutos. Esta situación se conoce como *angor pectoris* o angina de pecho. Puede aparecer al estar realizando ejercicio físico como subir escaleras o cortar el césped. A veces, una arteria coronaria se contrae temporalmente, o tiene un espasmo, causando una disminución o un bloqueo del flujo sanguíneo. Esto puede causar angina. Pero no se sabe exactamente cuál es la causa del espasmo, simplemente un estrés emocional fuerte o una exposición a bajas temperaturas pueden precipitar la angina.

Al contrario que en un infarto de miocardio, el dolor de la angina disminuye con el descanso. Cuando la angina es cada vez más intensa y más frecuente, y tal vez aparece durante el descanso, se denomina inestable y necesita consejo médico inmediato. La angina inestable nunca debe ser ignorada. Los espasmos, aunque no son peligrosos, pueden aparecer en una arteria parcialmente bloqueada por aterosclerosis, en cuyo caso pueden derivar en un infarto de miocardio. En cualquier caso, la angina es un aviso de que algo va mal.

Ha citado «el fallo cardiaco». ¿No es lo mismo que «infarto de miocardio»?

No. Un ataque al corazón o infarto de miocardio significa que una parte del músculo cardiaco ha muerto por falta de sangre. Si el trozo dañado es pequeño, la función del corazón, que consiste en bombear sangre a todo el organismo, puede conservarse relativamente. Si la zona afectada es grande, o bien lo es el área vital de tejido especializado que coordina los latidos cardiacos, denominada marcapasos, el corazón puede no ser capaz de bombear adecuadamente. Y así se puede originar el fallo cardiaco, que es la incapacidad del corazón de bombear.

Un infarto de miocardio es solamente una causa posible de fallo cardiaco. El músculo cardiaco puede también fallar cuando está afectado por una escasez generalizada de sangre (enfermedad cardiaca isquémica), por una infección vírica o por un consumo excesivo de alcohol. Además, también puede fallar por estar latiendo demasiado rápido o de forma irregular, o porque hay un escape o un bloqueo en una válvula cardiaca, por citar algunos ejemplos.

El factor de riesgo más importante para sufrir un fallo cardiaco es la hipertensión.[26, 27] El simple trabajo de mantener la presión arterial a un nivel alto puede, por sí mismo, precipitar un fallo cardiaco. El fallo cardiaco es el tercer efecto importante de la hipertensión, después del infarto de miocardio y la apoplejía, y el más caro en términos de tratamiento médico.

¿Cómo puedo saber si mi corazón está fallando?

Cuando falla el lado izquierdo del corazón, la sangre se acumula en los pulmones, dando lugar a un exceso de líquido en ellos y a un intercambio gaseoso escaso. La dificultad de respirar y el cansancio, especialmente durante el esfuerzo o al tumbarse, son síntomas tempranos importantes. También puede aparecer tos y respiración ruidosa (asma cardiaca). El edema agudo de pulmón es una manifestación peligrosa del fallo cardiaco izquierdo en la que los pulmones se ven literalmente «ahogados en agua». Al paciente le puede faltar la respiración y estar desesperadamente inquieto, azul, tener la frecuencia cardiaca y respiratoria rápidas y sentir que se está ahogando. El edema agudo de pulmón precisa tratamiento inmediato.

Cuando falla el lado derecho del corazón (normalmente el fallo derecho sigue al izquierdo), la sangre procedente del organismo no puede regresar al corazón con la rapidez apropiada. Entonces, se acumula en las venas, el paciente nota un aumento de la fatiga y puede sentir pesadez en el cuello o en el abdomen e hinchazón en los tobillos por el estancamiento sanguíneo periférico que causa un cúmulo de líquido (edema) en los tejidos circundantes.

Si se trata pronto, el corazón que ha fallado puede recuperar su fuerza. El fallo cardiaco se trata con descanso, oxígeno si es necesario y varios fármacos diseñados para aumentar la fuerza de contracción del corazón, corregir las irregularidades del ritmo cardiaco y disminuir el trabajo que ha de realizar el corazón dilatando las arterias coronarias.

¿Son el infarto de miocardio, el fallo cardiaco y la apoplejía lo único que puede suceder?

El corazón y el cerebro son los órganos diana afectados con mayor frecuencia por la hipertensión. Otros órganos diana son los riñones y las pequeñas arterias de la retina. Si el riñón ya está dañado, por ejemplo por diabetes, la hipertensión arterial acelerará el daño futuro. La exploración rutinaria del paciente hipertenso debe incluir el examen del fondo del ojo, pues se pueden encontrar pequeñas hemorragias, y un examen de sangre y de orina para descartar daño renal. Otras exploraciones que se deben realizar siempre son la radiografía de tórax para evaluar el tamaño del corazón, y un electrocardiograma con el mismo propósito para descartar daño cardiaco. En algunos países se realizan otras exploraciones de rutina, como una ecocardiografía para detectar agrandamiento del lado izquierdo del corazón y para evaluar la capacidad de bombeo del corazón. Aún se pueden realizar otras pruebas, por ejemplo para excluir causas infrecuentes de hipertensión secundaria, si los síntomas y los cambios de presión arterial inducen al médico a sospechar de su existencia.

A Cresswell Jones no le gusta tomar fármacos. No desea tener una apoplejía, un fallo cardiaco ni un infarto de miocardio. Va a los libros, o más bien a un volumen antiguo titulado Guía Médica Familiar que ha ayudado a la familia Jones en muchas crisis médicas. Le sorprende ver que se pueden hacer cosas. Las encuentra bajo el epígrafe «Tratamiento no farmacológico de la hipertensión». Deprisa, toma un bolígrafo y escribe los puntos principales. Se puede disminuir la presión arterial mediante:

1. No tomar sal.
2. Hacer más ejercicio.
3. Reducir el consumo excesivo de alcohol.
4. Perder peso.
5. Reducir el estrés.

De acuerdo. Ahora quizás pueda luchar a brazo partido con este asunto. Con la mirada brillante y rechinando los dientes, emprende el camino.

Intuitivamente, Cresswell Jones cree que debe haber una causa profunda para que su presión suba tanto y ha decidido encontrarla. Es cierto que dos de los factores más importantes son la dieta y el tipo de vida, incluyendo cómo maneja uno el estrés. Ya hemos mencionado que, por término medio, los vegetarianos tienen la presión arterial más baja que los carnívoros. Un estudio reciente de la Universidad de Nápoles sugiere que la disminución de grasa saturada (animal) y el complemento dietético con grasa monoinsaturada (aceite de oliva) reduce la necesidad de medicación antihipertensiva en un 50 por ciento.[28] Un gran experimento llevado a cabo recientemente en los EE. UU., el Estudio Dietético para Parar la Hipertensión (Dietary Approach to Stop Hypertension, DASH) asignó aleatoriamente a 459 personas o bien una dieta baja en fruta, verdura y derivados lácteos, con un contenido en grasa típico de los EE. UU., o bien una dieta rica en fruta y verdura, y con poca grasa saturada (animal). Los autores del estudio concluyeron: «Una dieta rica en fruta y verdura y derivados lácteos bajos en grasa puede disminuir la presión de forma regular».[29]

En países donde las personas tienen una presión arterial media baja se sigue una dieta y un tipo de vida similar, como bajo consumo de sal, grasas y productos animales, y alto consumo de potasio y fibra. Su alimentación es rica en hidratos de carbono, frutas y verduras. Dichas personas son físicamente activas, probablemente menos estresadas y raramente obesas. Por lo tanto, la dieta y el tipo de vida juegan un papel clave en la causa de la hipertensión. Uno podría esperar que estas conclusiones estimularan muchas investigaciones. Y se han realizado algunos estudios muy buenos, pero poner a la gente a hacer dieta y convencerlos de cambiar su estilo de vida no es, comparativamente hablando, un buen negocio.

Por otro lado, los fármacos son un buen negocio. El gasto acumulado a lo largo de los años en el desarrollo y marketing de fármacos es colosal. Es frecuente que un laboratorio farmacéutico gaste 20 millones de dólares en probar un producto nuevo y 80 millones de dólares en darlo a conocer a los médicos. Por contra, en 1983, el presupuesto total para investigar la relación entre dieta e hipertensión arterial se estimó en unos 100.000 dólares solamente.[30] Aunque, indudablemente, se ha invertido más desde entonces, la cantidad no se acerca al derroche en el desarrollo y promoción de productos farmacéuticos que se ha realizado durante años.

Como el corazón y las arteriolas están bajo el mando del sistema nervioso simpático, es lógico pensar que la sobreactividad del sistema nervioso simpático pueda estar detrás de la hipertensión. El estrés o la rabia y la frustración retenidas al vivir en un mundo febril y exigente conduce a la pérdida del control adecuado. Éste es, actualmente, el mecanismo causal predominante de la hipertensión arterial esencial.[31]

De manera que cuando Cresswell Jones pregunta qué ocasionó la subida de su tensión arterial, debemos darle la mejor de las versiones médicas y decir: «Sr. Jones, éste es un asunto difícil de responder porque parece que hay una gran cantidad de causas. Pensamos que puede ser por excesiva actividad de su sistema nervioso simpático y ello está relacionado con su nivel de estrés. También puede estar relacionado con la dieta, demasiada carne, los aceites y grasas equivocadas, o demasiada sal, y seguramente también esté relacionada con el peso. Tal vez su vida sea demasiado sedentaria. También puede estar relacionada con la herencia genética. Y además podría no estar relacionado con niguno de estos factores, sino con una combinación de todos ellos actuando conjuntamente».

Cresswell Jones no se queda muy satisfecho con esta respuesta. Tiene que haber alguna razón para esta cuestión. Piensa vagamente que si los médicos no pueden encontrar la causa tal vez estén buscando de forma equivocada, igual que el borracho que pierde una moneda en la calle y cruza de acera para buscarla bajo una farola «porque ahí hay más luz». Sigue el tratamiento no farmacológico poco convencido. No puede decir que le encante. Parece que se encuentra mejor pero se siente peor. Está dudando de la eficacia de lo que está tomando. ¿Seguro que estar sano equivale a encontrarse mejor? Cresswell cada vez es más consciente (aunque le costaría ponerlo en palabras) de que la presión arterial no implica a una o dos cosas sino a toda su persona.

Exploraremos esta idea en próximos capítulos.

Segunda parte

Píldoras mágicas

4. La necesidad de ponerle un nombre al perro

> No hay cosas fijas en la naturaleza. El universo es fluido y volátil. La palabra «permanencia» sólo expresa un grado. Nuestro globo visto por Dios no es más que una ley transparente, no una masa de acontecimientos. La ley disuelve el acontecimiento y mantiene su fluido.
>
> RALPH WALDO EMERSON[32]

En el primer capítulo hemos identificado un buen número de fuerzas poderosas en juego, no todas en beneficio de Cresswell Jones. Hemos comparado la consulta médica de Jones a una *folie à trois*, incluso a una *danse macabre*, en la que el médico, el paciente y los proveedores de pastillas caen en su propia trampa. Quizá pienses que esto es un poco exagerado. Al fin y al cabo, lo único que hizo el pobre es ir al médico y salir con una receta. Quiero que te des cuenta de cuán poderosas son esas fuerzas.

En este capítulo, trataremos la necesidad que tiene el médico de diagnosticar. En el capítulo cinco examinaremos la presión sutil de los estudios de la «mejor evidencia». En el capítulo seis exploraremos la no tan sutil presión del marketing utilizado por la industria farmacéutica.

Antes hemos afirmado que el médico de Cresswell estaba bajo la presión de efectuar un diagnóstico, emitir un nombre o una etiqueta, y que ello puede no estar siempre a favor de los intereses del paciente. ¿Qué significa esto? ¿No es éste el trabajo del médico?

Las etiquetas pueden ser útiles, pero a veces oscurecen. Cuando damos un nombre podemos estar creando enfermedad donde no la hay. ¿Podría ser, como pensé después de encontrarme con Brad, que estemos exagerando la cuestión de la hipertensión más de lo necesario?

«La necesidad de ponerle un nombre al perro.» En mi país, esto significa que el perro al que se le da una mala reputación se vuelve un perro malo. A la hipertensión se le dio un nombre. En la década de 1970 se convirtió realmente en un mal perro, una bestia feroz que hay que vencer.

Las palabras pueden ser herramientas muy útiles, pero no debemos caer en la trampa de confundir lo que fue una clasificación necesaria con la realidad. El gran físico David Bohm ha escrito ampliamente sobre los peligros de adscribir como real lo que en principio empezó siendo una simple categoría de pensamiento. Como bien dice:

> Continuamente ejercemos la fragmentación por el hábito casi universal de aceptar el contenido de nuestro pensamiento como una descripción del mundo [...] Como nuestro pensamiento está impregnado de diferencias y distinciones, se desprende que tal hábito nos conduce a considerar las divisiones reales, y entonces el mundo se ve y experimenta fragmentado.[33]

El término «hipertensión esencial» es un buen ejemplo de esta fragmentación. Hemos otorgado realidad independiente a lo que en realidad es un conjunto de medidas dentro de otro grupo de medidas de una población dada. No solamente le hemos dado el nombre de hipertensión, sino que posteriormente la hemos afianzado con el adjetivo «esencial». Como vimos, hipertensión esencial significa que «simplemente es» hipertensión.

¿Hasta qué punto esto es cierto? Cuando profundizamos un poco, la hipertensión esencial es el tipo de cuestión que está presente cuando permanece ahí mucho tiempo y no estamos muy seguros de cuánto tiempo exactamente tiene que estar presente hasta que realmente lo está. No tenemos muy claro cómo definir o incluso medir los valores máximo y mínimo. A menudo pensamos que no existía cuando en realidad estaba ahí, y a veces está presente cuando pensamos que no. A veces la hipertensión esencial parece existir en presencia de algunas personas, y desaparece cuando no están. No tenemos muy claro a qué es debida. Le hemos dado un nombre que implica que no tiene ninguna causa, pero también pensamos que tiene más causas de las que podemos afrontar. La hipertensión esencial parece un asunto oscuro por muchos motivos, como los duendes que viven bajo la cama de los niños.

«El universo es fluido y volátil.» De todos los fenómenos, el de la tensión arterial es el que más refleja la fluidez y volatilidad del universo —cambia de un latido a otro. Y, sin embargo, hablamos de ella como si tuviera una realidad independiente por sí misma. ¿Cómo nos hemos podido perder tanto en este «conjunto de hechos» hasta el punto de verla permanente? Creo que esta visión procede de la filosofía del reductivismo. El reductivismo alcanzó la popularidad en el siglo XVII, y aún representa la piedra angular de nuestra ciencia actual. Consiste en la idea de que al reducir un fenómeno a sus componentes o partes fundamentales, lo podemos entender mejor. Observa las partes y podrás entender cómo funciona. Al reducir la materia en moléculas, la distancia en kilómetros, la masa en kilogramos, la tierra en hectáreas y el tiempo en segundos, hemos reducido masa, distancia y tiempo en partes. Incluso el propio cambio se rompió en «incrementos» en el cálculo diferencial de las matemáticas de Newton. Sin duda, ello nos ha permitido realizar grandes pasos en nuestra capacidad tecnológica. Pero a un precio enorme. Nos hemos perdido en el universo de fragmentos, un universo no fluido sino formado por millones de fragmentos.

Con la llegada del esfigmomanómetro de Riva Rocci y el reconocimiento de los sonidos de Korotkoff hemos sido capaces de dividir la presión sanguínea en partes (milímetros de mercurio). De esta manera, es fácil agrupar las partes que están altas, y ponerles una etiqueta. Así, el médico de Cresswell Jones puede chasquear los dedos y decir, «ya sé su diagnóstico: ¡es hipertensión!». Y como hemos mencionado anteriormente esto satisface a médico y paciente, pero sólo superficialmente. Sin embargo, al obtener la etiqueta-enfermedad a partir de una serie de medidas de presión arterial alta, corremos el peligro de crear un «demonio» que no existe. La etiqueta queda inamovible.

Esta línea de pensamiento que convierte en «enfermedad» concreta lo que es fluido y cambiante por naturaleza se ha convertido en algo de dudosa ventaja en el caso de la presión arterial alta «la mayor parte del tiempo».[34] El problema de etiquetar a la gente de «enfermos» es que entonces estamos obligados a realizar el tratamiento habitual, es decir, con fármacos. Reaccionamos desmesuradamente y abordamos con artillería pesada. Al convertir la presión arterial alta en algo fijo, nos olvidamos de que es cambiante. Si la presión arterial cambia constantemente, tiene que haber formas sencillas de modificarla para mejor, que no precisen medicinas ni médicos. ¡Actividades como jugar al golf, disfrutar de la familia, meditar y seguir una dieta adecuada son algunas de las cosas que se pueden hacer!

Casi todas las enfermedades, no importa cuán sombrío sea su pronóstico, han mejorado espontáneamente bajo ciertas circunstancias (en el lenguaje médico esto se llama remisión espontánea). Ello significa que hay ciertas leyes naturales que pueden llevar a la curación de cualquier enfermedad. Si, en ocasiones, la presión arterial diastólica se encuentra entre 105 y 110, por la misma razón se puede conseguir que descienda a 80, 90 o 95, siguiendo lo que fuera que la hizo ascender a 105. Si ello sucede, podremos saber por qué lo hace y aprovechar esta circunstancia para todos.

Conducir el coche a gran velocidad no significa que el coche esté averiado, sino que se tiene mayor riesgo de sufrir un accidente. En realidad, nadie se ha muerto por hipertensión. La hipertensión no se admite como causa de muerte en un certificado de defunción. La gente se muere por apoplejía, infarto de miocardio, fallo cardiaco o fallo renal crónico, pero no se muere por hipertensión. Sólo se admite la hipertensión como causa coadyuvante de infarto de miocardio, apoplejía, fallo cardiaco o fallo renal. Por lo tanto, la hipertensión es un factor de riesgo, no una enfermedad.

¿Por qué fuimos seducidos a considerarla una enfermedad? Hacia 1925, las compañías de seguros utilizaban las estadísticas de vida para determinar la relación entre niveles de presión sanguínea y la incidencia de enfermedad o de muerte. La mayoría de tablas se habían elaborado tomando la tensión arterial en la compañía durante exploraciones médicas estresantes y, por lo tanto, no podían ser muy reales. Sin embargo, pareció que evidenciaban un aumento de la mortalidad asociada al aumento de la presión arterial en una población asegurada por una compañía.

Mientras tanto, fue identificada la peligrosa hipertensión maligna y se inició la investigación para determinar cómo tratarla. La hipertensión maligna es rara hoy en día. Antes de la llegada de los fármacos era algo frecuente y normalmente era fatal porque, en ella, los mecanismos de control del organismo están tan deteriorados que la presión del paciente aumenta de forma inesperada. Se diagnostica cuando la presión diastólica se mantiene constantemente por encima de 120 mm Hg y aparecen signos físicos concretos como la tumefacción del nervio óptico o hemorragias de los pequeños vasos de la retina. El paciente se queja de dolor de cabeza, visión borrosa, y puede mostrar signos de fallo cardiaco. Mentalmente, los pacientes pueden variar entre estar embotados (mentalmente obnubilados) o inconscientes. Si no se tratan, estas personas mueren en un periodo de tiempo relativamente corto —un adulto joven, aparentemente sano, puede sucumbir en horas mientras los médicos pasan por ahí sin hacer nada. De todos ellos, el 50 por ciento fallece en seis meses y el resto en un año.

Desesperadamente, los médicos llegaban a inyectar a los pacientes el bacilo del tifus.[19] Que se haya intentado administrar a los pacientes una enfermedad temible para afrontar otra nos da una idea de la situación clínica extrema en la que se encontraban. Cuando, a principios de los años 50 aparecieron en escena los primeros fármacos contra la hipertensión, rudimentarios pero efectivos, fueron elogiados con gran alivio. Indudablemente, estos fármacos salvaron muchas vidas.

La hipertensión maligna afecta a menos del 1 por ciento de las personas previamente diagnosticadas de hipertensión esencial. Se reconoce claramente por sus signos físicos y su curso inevitable. Si uno hincha la rueda de una bicicleta sin parar, seguro que, tarde o temprano, pasará algo. Esta situación es muy diferente a tener el neumático a una presión ligeramente mayor que la recomendada por el fabricante. La primera situación es peligrosa, la otra no lo es forzosamente, y depende de otros factores como la resistencia del neumático o el suelo sobre el que se circula. La hipertensión maligna es como el primer caso y la hipertensión esencial como el segundo.

Sin embargo, animados por el éxito de los fármacos utilizados en la hipertensión maligna e influenciados por la relación clara y llana de las cifras de las compañías de seguros, en las que a menor tensión mejor pronóstico, los médicos naturalmente se cuestionaron si al disminuir los niveles de presión arterial descendería también la mortalidad de sus pacientes. Tenían las estadísticas de las compañías de seguros. También recuperaron datos que habían obtenido en una pequeña ciudad llamada Framingham.

Framingham es una ciudad muy famosa en los EE. UU., debido a que desde la década de 1940 sus ciudadanos han sido pinchados, medidos y radiografiados de forma regular para evaluar, a largo plazo, los efectos de la hipertensión sobre el corazón, los niveles de colesterol y otros factores. Las revisiones de los datos de Framingham en 1960 confirmaron que el riesgo de muerte por infarto de miocardio y apoplejía aumentaba invariablemente con los niveles de presión arterial. Posteriormente, los estudios en los que los pacientes recibían tratamiento farmacológico o placebo parecieron demostrar el valor del tratamiento farmacológico para disminuir la tensión arterial, por lo menos en el caso del aumento importante de la presión sanguínea.

Actualmente, los niveles altos de presión arterial se conocen como «hipertensión». Lo que era fluido ha quedado compartimentado. El perro demoniaco ha recibido un nombre. Lo único que a partir de este punto parece haber tomado vida propia.

En 1972, el National Heart and Blood Pressure Education Program de los EE. UU. (Programa Educativo Nacional sobre Corazón y Presión Arterial), actuando según los datos de Framingham, lanzó una campaña a gran escala para educar al público norteamericano sobre los riesgos de la hipertensión, la entonces nueva enfermedad. De repente, todo el mundo oía hablar de hipertensión. Cientos de miles de personas que creían estar perfectamente bien corrieron al médico para averiguar si estaban enfermos. Muchos vieron que lo estaban. Esto era alarmante, si consideramos que no tenían ningún síntoma. Sin embargo, siguieron obedientemente el consejo del médico y tomaron los fármacos prescritos, aunque les ocasionaban algún síntoma extraño y se mareaban al levantarse. Cada línea de este poderoso programa nacional parecía aconsejar disminuir la presión arterial hasta el nivel a partir del cual empezaba la enfermedad. Poco a poco, el punto en el que el médico tomaba su talonario de recetas era cada vez más bajo. Y esta realidad, como hemos visto en el estudio HOT, sigue vigente hoy en día.

Pero ha ocurrido un cambio sustancial. Los fármacos destinados a curar la peligrosa hipertensión maligna se utilizan ahora para tratar a miles de personas más o menos sanas bajo la influencia de la ciencia médica. Este cambio es bien conocido y se denomina «medicalización» de la hipertensión. En 1980, había sido adoptado por casi todos los profesionales, y el tratamiento farmacológico de la hipertensión, incluso con pequeños niveles de aumento, alcanzó el estatus de «método estándar».[35] Si tenías la presión arterial alta estabas enfermo. Según las definiciones de la época, el 20-30 por ciento de la población de muchos países occidentales estaba entonces enferma, ¡y precisaba tratamiento! La hipertensión era el nuevo enemigo que había que resistir a toda costa. Veamos, en el siguiente capítulo, cómo se libró la batalla.

5. La carrera de armamento médico

Hipertensión y la guerra del Vietnam

Tengo un paciente que se llama Tommy que es veterano de la guerra del Vietnam. Tommy me explicó que durante la guerra, las fuerzas americanas calcularon la probabilidad estadística de localizar al enemigo en un determinado lugar introduciendo ciertos datos (tales como visualizaciones del enemigo o la concentración de armamento) en un ordenador a bordo de un bombardero B52, a más de 6.000 metros de altura. Entonces soltaban un gran número de bombas en las áreas donde se creía que estaba el enemigo, según lo calculado por el ordenador. Como resultado, además de dañar al enemigo, arrasaban grandes áreas de campos de arroz y de vegetación espesa y morían miles de civiles inocentes. Esto sucedía porque los datos introducidos en el ordenador no predecían con acierto suficiente la situación de una determinada zona. Esta estrategia, conocida como «bombardeo en alfombra», ha dejado grandes zonas de Vietnam arrasadas y destruidas.

El bombardeo en alfombra es increíblemente parecido al tratamiento de la hipertensión que iniciaron los médicos en 1950, seguido de un mayor o menor grado de éxito. Intentamos tomar decisiones clínicas en pacientes individuales usando la evidencia basada en una población. Es triste que así como los B52 bombardeaban en alfombra al Vietcong, apuntando sus armas por inferencia estadística, los fármacos del «arsenal médico» bombardearan a la población general en sus casas. Los dos se basaban en las estadísticas, unos atacando a un enemigo que no podían ni ver desde las alturas, y los otros a un enemigo con nombre propio pero que tampoco podían ver —un riesgo, una probabilidad que no podían identificar en un futuro lejano.

¿Cuál fue el resultado? Un breve repaso a cinco de los mayores estudios sobre medicación antihipertensiva demostró que se salvaron 310 personas de sufrir una apoplejía, y 170 de sufrir un «evento cardiaco».[36] Eso suena bien. ¡Lo malo es que para salvar a estas personas, se tuvo que «bombardear» a 23.423 personas durante cinco años para nada!

Tras definir al enemigo intentamos destruirlo con nuestras píldoras mágicas, nuestro «armamento terapéutico». No es casualidad que la medicina moderna sea tan extraordinariamente rica en términos militares. Hablamos de la «maniobra» de Valsalva o la «maniobra» de Heimlich. Se nos incita a «luchar contra la enfermedad» cardiaca y los cirujanos «luchan para curar a sus pacientes». Una reciente campaña publicitaria de un antibiótico mostraba unos misiles surcando agresivamente el cielo. ¡Y su principal competidor presentó fotografías siniestras de la mafia!

Los generales en Vietnam mataron a cientos de soldados enemigos a un precio horroroso. El médico debe evaluar el coste de obligar a un gran número de personas a soportar los efectos secundarios de los fármacos antihipertensivos o de indicarles dietas tan insatisfactorias como la dieta sin sal.

Los efectos secundarios de los fármacos antihipertensivos son habituales. Un estudio japonés realizado en 6.289 personas demostró que casi la mitad (49 por ciento) de pacientes padeció por lo menos un efecto secundario al seguir la terapia antihipertensiva.[37] La cifra aumenta hasta el 61 por ciento entre los pacientes cuya tensión no estaba del todo controlada. Un gran número de pacientes de este grupo dejó de tomar intencionadamente las pastillas por los desagradables efectos secundarios que experimentaban. Esto ocasionó un escaso control de la presión sanguínea, lo cual demuestra que el tratamiento se invalida por sí mismo. En un meta-análisis realizado en los EE. UU. para comparar varios tratamientos farmacológicos antihipertensivos, la incidencia total de efectos adversos oscilaba entre el 12,2 por ciento y el 41,8 por ciento, con interrupción del tratamiento en el 10 por ciento de pacientes como consecuencia de los efectos secundarios.[38]

Todo esto significa que aunque podemos afirmar estadísticamente que nuestro fuego de artillería disminuye la incidencia de enfermedad cardiovascular, ciertamente no podemos asegurar si beneficiará al paciente que se encuentra sentado en nuestra consulta. Los fármacos, e incluso una dieta baja en sal, pueden resultar perjudiciales. Lo que llama más la atención es que aunque se salvó la vida a 480 personas a lo largo de aquellos estudios, no se previnieron todas las apoplejías ni infartos de miocardio de la población tratada de 23.423 personas. Desgraciadamente, 234 personas tuvieron apoplejía, de las cuales 140 murieron, y 934 tuvieron infartos de miocardio, de las cuales 470 murieron «aun tomando la medicación». A pesar del tiempo y la molestia que hemos causado a 23.423 personas, algunas todavía se ponen enfermas y se mueren. No hemos resuelto el problema.

Por otra parte, además del coste de tiempo y efectos secundarios potenciales, también debemos considerar el coste económico del tratamiento. El tipo de fármacos antihipertensivos llamados diuréticos y betabloqueantes son comparativamente baratos. A unos veinte céntimos por día, costaría 1,7 millones tratar con betabloqueantes a un grupo durante un año. Pero si queremos utilizar los modernos inhibidores ECA, a 1 euro al día, según la dosis, costaría hasta 8,5 millones tratar el mismo grupo durante un año. Supongamos que los tenemos que tratar hasta el último día de sus vidas, digamos por un periodo de 30 años; entonces el coste llega hasta 255 millones. En Nueva Zelanda, el tratamiento farmacológico de la hipertensión cuesta a nuestro pequeño país 100 millones de dólares cada año. ¡En 1998, los inhibidores ECA costaron la escalofriante cifra de 53,6 millones de dólares!

Tratar a muchos para salvar a unos pocos

He aquí el dilema de la epidemiología. Los epidemiólogos estudian las estadísticas de grandes poblaciones. Intentan obtener una ojeada a vista de pájaro, como si estuvieran mirando a una población desde arriba. Con esta base, sabemos cómo prevenir, con cierto grado de certeza, que un buen número de personas mueran prematuramente. Pero no hay forma de saber quiénes. El dilema es si debemos bombardear a todos sabiendo que, aunque ayudemos a la mayoría, dañaremos a muchos. Éste es un problema fundamental. Acepto que si los estudios mencionados hubieran durado, digamos, diez años, los resultados podrían haber sido más favorables. También es cierto que debido a una aproximación conservadora al análisis de datos, conocida como «análisis por intención de tratar», el número de eventos eludidos por el tratamiento puede haber sido parcialmente infraestimado. Pero la dificultad fundamental permanece. Para salvar a unos pocos debemos tratar con fármacos a muchos. ¿Debemos hacer esto? ¿Es ético? ¿Nos lo podemos permitir?

Para un número cada vez mayor de médicos y consejeros de políticas sanitarias, la respuesta a estas preguntas es «no», especialmente entre el público general, y los médicos y enfermeras de familia. Un grupo de investigadores de la Universidad de East Anglia ha averiguado el umbral a partir del cual los especialistas, los médicos y enfermeras de familia y el público en general empezarían a tomar fármacos antihipertensivos. Se preguntó a miembros de cada grupo si tomarían fármacos sabiendo que se salvaría una vida de cada 12, 33, 50, 100 o 250 personas tratadas durante cinco años. Los especialistas escogieron 100. Pensaron que era aceptable «bombardear» a 100 personas durante cinco años (¡y estaban preparados a ser «bombardeados» ellos mismos!) si ello significaba salvar una vida. Los médicos de familia opinaron que 50 debían ser tratados, mientras que las enfermeras y el público general eligieron 33 —¡tres veces menos que los especialistas! Los autores indican que los consejos de la British Hypertension Society fueron «escritos en gran parte por profesores» y «los médicos no deben asumir que sus pacientes y colegas profesionales compartan su opinión sobre si el tratamiento de la hipertensión vale la pena o no».[39]

Aunque los excesos del bombardeo de fármacos estaban ya cuestionando la estrategia, la eminente autoridad Sir George Pickering deploró desde el principio la dicotomización arbitraria de la presión arterial en normal (no enfermos) e hipertensión (enfermos). No es cuestión, dijo, de estar enfermo o no enfermo. Lo que se denomina hipertensión ligera es solamente un extremo de la distribución normal de presiones sanguíneas en la población. En 1985, bastantes más médicos empezaron a sentirse incómodos. Los médicos habían ido «demasiado lejos y demasiado rápido» al establecer los consejos para el tratamiento de la hipertensión. Lentamente la profesión se ha ido modulando un poco. Ahora los consejos para tratar la hipertensión reflejan el concepto moderno de que algunas personas necesitan la medicación más que otras. Ahora se tienen en cuenta otros factores, como la presencia de diabetes, obesidad, tabaquismo, lípidos sanguíneos aumentados, la edad del paciente y los antecedentes familiares de infarto de miocardio.

Indudablemente, esto es un paso hacia la dirección correcta. Sin embargo, las viejas costumbres están muy arraigadas. El concepto de hipertensión está profundamente fijado en la psique médica y popular, y existe la costumbre de prescribir. Todavía tratamos la hipertensión con las pastillas mágicas de acuerdo con los billones de dólares anuales que gastamos, causando estrés emocional innecesario en los pacientes y efectos secundarios absolutamente innecesarios. Parece que somos adictos a un hábito carísimo del que no nos podemos desprender. El siguiente capítulo analiza de cerca las pastillas mágicas y el daño que pueden ocasionar.

6. Cinco inconvenientes para los farmacólogos

El Dr. Feldstein se encuentra hoy especialmente bien. Ayer por la noche, él y su mujer asistieron a una reunión excelente en el Charlton. ¡Madre mía, qué bien estuvo. También asistieron sus amigos, incluyendo a uno o dos de su promoción. No recuerda mucho la charla del cardiólogo, pero, afortunadamente, fue corta. En cualquier caso, siempre hablan de lo mismo. Casi siempre sobre la hipertensión y cómo se tendría que manejar. También hablaron de fármacos nuevos. ¿Cómo se llama el que presentaban ayer? No lo recuerda. Mejor; así uno no tiene la sensación de estar manipulado. Aunque parecía eficaz. Una reducción del treinta y cinco por ciento de riesgo relativo de muerte por apoplejía o evento cardiaco. ¡Treinta y cinco por ciento! Y mejor calidad de vida. Quizá lo tendríamos que tomar todos. Además, está muy bien tolerado —con muy pocos efectos secundarios, dijeron…

«¿Qué cree que debo hacer?» La sensación de que alguien le está formulando esta pregunta invade la imaginación del Dr. Feldstein. Frente a su amplia mesa de consulta aparece una cara, la de Cresswell Jones. «¡Jones!», exclama. «¡Qué placer verlo de nuevo! ¿Puedo ayudarle? Er… ¿Cómo va de su viejo problema?» «Bueno, no es tan viejo», responde Jones, mientras el Dr. Feldstein busca en el archivo de Jones para encontrar una pista de lo que le pasaba. «Hace tres meses me dijo que tenía la tensión alta. He hecho ejercicio, he pasado hambre, he prescindido de la mayoría de alimentos que me gustan… No ha servido de nada. La enfermera me dice que la presión es exactamente la misma.» «Bueno, vale la pena intentar todas estas medidas, pero normalmente no son muy eficaces», responde el Dr. Feldstein. «Pero eso no es problema hoy en día. Se han encontrado maneras de controlar la presión arterial que funcionan de verdad. Tome esto, como le dije el primer día.» El Dr. Feldstein hurga en su cerebro y, con la memoria felizmente restaurada, le suelta una receta con el nombre del fármaco que de forma tan generosa promocionaban ayer.

Cresswell está a punto de embarcarse en una intervención farmacéutica. ¿Sabe realmente lo que todo ello implica? Recordemos la *folie à trois*, la industria farmacéutica, y veamos cómo sus fines particulares pueden chocar contra los del médico y los de su buen paciente, Cresswell Jones.

Identificaré cinco hechos que deberían preocupar a los farmacólogos (y a los médicos). Los resumiré aquí y luego los veremos en detalle. Son:

1. Los fármacos no resuelven la raíz del problema.

2. Los fármacos tienen efectos adversos que pueden ser impredecibles, problemáticos e incluso peligrosos. Pueden interaccionar con otros fármacos.

3. Los fármacos son caros, no tienen tan buena relación efecto/precio como otros métodos.

4. Los fármacos son promocionados de forma intensa y pueden confundir o sesgar el juicio sereno de los que los prescriben.

5. A mucha gente no le gusta tomar fármacos. El cumplimiento del tratamiento es manifiestamente bajo y el gasto muy alto.

Veamos, a continuación, los principales fármacos antihipertensivos del mercado. ¿Recuerdas la manguera del jardín? Si la manguera tiene una fuga, disminuye la presión del agua. Hablando claro, éste es el efecto de un tipo de fármacos llamados diuréticos sobre la tensión arterial.

Diuréticos

Los diuréticos se interponen en la función renal normal de conservar los minerales. Bajo la acción de un diurético, el riñón es forzado a perder sal y, como el agua sigue a la sal, aumenta la producción de orina. Eso significa menos líquido en el organismo, que implica menor volumen sanguíneo circulante. Cuando disminuye el volumen sanguíneo, disminuye la presión sanguínea, igual que un agujero en la manguera del jardín disminuye la presión del agua en la manguera.

Desgraciadamente, nuestro sistema vascular no es como una manguera. Esta analogía es una gran simplificación. Nuestro cuerpo es, en realidad, una compleja red de inteligencia, con delicados mecanismos de equilibrio homeostático que actúan para mantener las constantes vitales —un *mileu intérieur* estable en un mundo cambiante. De manera que, después de unas semanas, el cuerpo «se acostumbra» al diurético y ajusta el volumen sanguíneo a su nivel original. Seguimos dando diuréticos porque de alguna manera parece que la presión arterial se mantiene baja a pesar de que el volumen sanguíneo aumenta de nuevo. Se cree que la razón por la que la presión se mantiene baja es que los diuréticos tienen un efecto secundario que consiste en dilatar las arteriolas (pequeñas arterias). Así, cuando la sangre pasa por una arteria más abierta pierde presión, igual que se puede reducir la presión de la manguera del jardín separando el dedo del extremo o, si tienes una salida regulable, aflojándola para agrandar el agujero de salida.

«Si un fármaco no tiene efectos secundarios, no hace nada.» Esta hipérbole es uno de los aforismos que más repetía uno de mis profesores en la universidad. Como los demás fármacos, los diuréticos tienen efectos secundarios. El paciente se puede sentir cansado y puede padecer impotencia. También pueden aumentar el nivel de colesterol, el de triglicéridos y, posiblemente, el de azúcar, todos ellos factores de riesgo de enfermedad cardiaca y apoplejía. Elevan el nivel de ácido úrico, responsable de la gota. También disminuyen el potasio del organismo. Un nivel de potasio bajo puede dar lugar a peligrosas arritmias cardiacas (ritmo cardiaco irregular). ¡De manera que estamos dando un fármaco para disminuir la probabilidad de infarto de miocardio y apoplejía que predispone al infarto de miocardio y apoplejía por sí mismo! Evidentemente, esto no es muy satisfactorio y, aunque por contra, los diuréticos todavía se consideran beneficiosos, normalmente se evitan en los pacientes afectados de aterosclerosis.

Betabloqueantes

Otro grupo de fármacos intenta disminuir la tensión arterial actuando sobre el sistema nervioso autónomo. Esta delicada obra de encaje de nervios comprende a los que son responsables de enviar mensajes para ralentizar o acelerar el corazón, y para relajar o tensar las arteriolas. Tiene unos neurotransmisores llamados adrenalina y noradrenalina. Los neurotransmisores son como mensajeros químicos que llevan el mensaje del extremo de un nervio al siguiente «relevo» nervioso o al músculo cardiaco o de las arteriolas. Los primeros fármacos que intentaron controlar la tensión arterial incidieron no en la unión entre nervio y músculo, sino en las «estaciones de relevo», llamadas ganglios, de los nervios del sistema nervioso autónomo. Indudablemente, los «bloqueantes ganglionares» salvaron vidas al principio, pero su tendencia a producir un excesivo descenso de la presión arterial cuando el paciente se levantaba (hipotensión postural) y otros efectos secundarios como boca extremadamente seca y poca movilidad de la vejiga y los intestinos, desaconsejó su uso generalizado.

También se ensayaron sustancias como la adrenalina que prevenían la liberación de adrenalina de la terminación nerviosa, en la unión entre nervio y músculo (agentes inhibidores simpáticos). Sin embargo, estaban asociados a problemas de hipotensión postural e impotencia.

Los primeros fármacos que disminuían la presión arterial con una «aceptación razonable» de efectos adversos fueron los betabloqueantes. Los betabloqueantes interfieren la acción de la adrenalina y sustancias como la adrenalina sobre el corazón. El corazón (que también posee músculo liso y tiene una relación embrionaria con las arterias) tiene unos receptores llamados receptores beta que responden a la adrenalina. La adrenalina acelera el corazón. Los betabloqueantes impiden esta acción y disminuyen la frecuencia cardiaca. Cuando la bomba se ralentiza, disminuye la presión arterial. Es como si cerráramos el grifo de la manguera.

Los betabloqueantes han sido muy utilizados, pues son baratos y eficaces, y aún tienen un uso amplio hoy en día. También son útiles en la angina, ya que disminuyen el trabajo del corazón. No se emplean para tratar la angina de pacientes con asma, ya que existen los mismos receptores beta en los bronquiolos de los pulmones y lo último que necesita un asmático es un fármaco que le cierre los bronquios. De la misma manera, los betabloqueantes cierran las arterias periféricas y los pacientes suelen padecer frío en manos y pies en invierno. Esto es particularmente importante si se padece la enfermedad de Raynaud, en la que las arteriolas pueden sufrir espasmos, o se padece aterosclerosis en las arterias de las piernas, en cuyo caso el aporte sanguíneo puede resultar muy comprometido. Los betabloqueantes también pueden hacer que el paciente se sienta muy cansado, y éste es un efecto cuya incidencia tiende a aumentar. Los betabloqueantes también pueden interferir en el metabolismo de las grasas y del azúcar. Un estudio reciente demostró que los pacientes que toman betabloqueantes tienen un riesgo un 28 por ciento mayor de padecer diabetes.[40] Otros efectos secundarios de los betabloqueantes incluyen insomnio, pesadillas e impotencia.

En la gran mayoría de accidentes de coche, llevar el cinturón de seguridad disminuye considerablemente el daño. Pero hay que decir que, en unos pocos accidentes, el cinturón de seguridad ha empeorado las cosas. Los diuréticos y los betabloqueantes son un poco como el cinturón de seguridad. Tienen algunas acciones que aumentan el riesgo de padecer apoplejía o infarto de miocardio, aunque en la mayoría de los casos su efecto antihipertensivo contrarresta estos efectos y disminuye esta posibilidad. Cuando uno toma estos fármacos, espera, en realidad *apuesta*, pertenecer a la categoría de personas que se beneficiará. Pero no hay forma de saber en qué categoría se encuentra uno.

En los últimos veinte años ha surgido una nueva categoría de fármacos antihipertensivos: los inhibidores de la enzima de conversión de la angiotensina (IECA) y los bloqueantes de los canales del calcio.

Inhibidores ECA

Los inhibidores ECA se interponen en la acción de una enzima, el ECA o enzima de conversión de la angiotensina. La angiotensina I es una sustancia derivada de la renina, que es producida por el riñón. La angiotensina I se convierte en angiotensina II, que actúa directamente sobre el músculo de las arteriolas para disminuir su diámetro y, por lo tanto, aumentar la presión arterial. Al inhibir la enzima que convierte la angiotensina I en angiotensina II, los inhibidores ECA dilatan los vasos sanguíneos y disminuyen la presión arterial.

Los inhibidores ECA actúan en el 40 o 50 por ciento de pacientes,[19] lo cual es considerado un buen perfil farmacológico antihipertensivo. Son más eficaces cuando se combinan con diuréticos o betabloqueantes y, aunque poseen el menor número de efectos secundarios de todas las sustancias antihipertensivas, son, de lejos, los más caros. Muchos pacientes no tendrán ningún efecto secundario, aunque en mi práctica he tenido varios pacientes que han desarrollado una tos muy molesta (éste es un efecto adverso bien constatado). Pueden aparecer erupciones, a veces graves, pérdida del gusto, disminución del número de glóbulos blancos y empeoramiento de la función renal si los riñones estaban previamente dañados. Si me forzaran a tomar un fármaco antihipertensivo probablemente elegiría un inhibidor ECA, o quizá un fármaco relacionado de nueva generación, los inhibidores de la angiotensina II, que no ocasionan tos. Sin embargo, no hay ninguna evidencia de que los inhibidores ECA o los bloqueantes de los canales del calcio eviten sufrir una apoplejía o un infarto de miocardio. Esto se debe simplemente a que todavía no se ha realizado ningún estudio que lo pruebe. Una cosa es demostrar que un fármaco disminuye la tensión arterial. Otra cosa es que al disminuir la presión arterial de esta manera disminuya también el riesgo de sufrir una apoplejía. A la presión arterial alta se le llama objetivo sustituto. *Asumimos* que disminuir la presión arterial hará descender la incidencia de apoplejía e infarto de miocardio, pero esto es sólo una hipótesis. Algunos argumentan que, en lugar de la apoplejía o el infarto de miocardio, el objetivo ha de ser la mortalidad total (la muerte por alguna causa). ¿Cuál es la utilidad de un fármaco si disminuye la probabilidad de sufrir apoplejía o infarto de miocardio, pero te hace sentir tan mal que te suicidas, o tan agresivo que tienes un accidente de coche y te matas? Se ha insinuado que disminuir demasiado los niveles de colesterol puede no actuar en beneficio del paciente. Una revisión averiguó que los hombres cuyos niveles de colesterol estaban por debajo de 4,14 mmol/l fallecían un 20 por ciento más a causa del cáncer, un 35 por ciento más a causa de heridas, un 40 por ciento más por causas no cardiovasculares ni cancerosas, y un 50 por ciento más por enfermedades digestivas.[41]

Quizá no te sientas tan miserable ni tan agresivo, pero tal vez sí algo pálido o ligeramente deprimido. Esto ha conducido a investigar la «calidad de vida» que un paciente puede tener al seguir un tratamiento farmacológico. En los cuestionarios utilizados los resultados se expresan normalmente en «años de calidad de vida ajustada» (QUALY, en inglés), que intentan definir cuántos años «buenos» extra se pueden esperar de un fármaco. Hay muchos problemas con estos estudios. La «calidad de vida» es una cuestión algo vaga. Muchas veces la gente refiere buenos o malos efectos de un fármaco placebo (sin efectos), de manera que es difícil saber qué efecto tiene exactamente un fármaco. Sin embargo, las compañías farmacéuticas se dejan llevar por la corriente y presentan estudios que demuestran que su fármaco mejora la «calidad de vida» del paciente. Los estudios QUALY son un «nuevo campo» por lo que se refiere al marketing de los fármacos antihipertensivos.[13] ¡Si no fuera porque puede aumentar la tensión, estos estudios se deberían «tomar» con un poco de sal!

Antagonistas del calcio

Estos fármacos caros causaron un tumulto en 1995 cuando unos científicos publicaron un estudio que demostraba que el riesgo de sufrir un infarto de miocardio aumentaba hasta el 60 por ciento en los pacientes que tomaban un tipo de antagonistas del calcio. Otros insinuaron que también aumentaba el riesgo de suicidio[42] y de hemorragia gastrointestinal.[43]

De nuevo, esto se puede comparar al cinturón de seguridad, que a veces estrangula al conductor, y causa la muerte en lugar de prevenirla. Todavía no se ha llegado a una conclusión sobre este asunto. Sin embargo, la mayoría de médicos evitan administrar estos antagonistas del calcio excepto si no tienen otra alternativa. Otro tipo de antagonistas del calcio puede ser más útil; sus efectos secundarios más frecuentes son enrojecimiento facial, dolor de cabeza, palpitaciones, debilidad e hinchazón de las piernas.

A parte de los efectos secundarios, otro problema que tienen los fármacos es que pueden interaccionar con otros medicamentos. Un antagonista del calcio introducido con gran alarde en el mercado fue retirado recientemente de forma repentina. Ello fue debido a que interfería con una enzima que metaboliza muchos otros fármacos, aumentando la probabilidad de que éstos sean tóxicos aun en dosis normales.[44]

Hay otros tipos de fármacos antihipertensivos, menos usados, incluyendo los que actúan a nivel del sistema nervioso central, como la alfametildopa, la clonidina o la reserpina, que no vamos a comentar en este libro. Sin embargo, existen algunos inconvenientes al uso de fármacos, que veremos a continuación. Son:

Inconveniente nº 1. Los fármacos no van a la raíz del problema
Recientemente, la revista *New Zeland Medical Journal* contenía un folleto de propaganda de «Información al paciente». Elaborado gracias a la generosidad de cuatro laboratorios farmacéuti-

cos, afirmaba: «*La tensión arterial aumenta como respuesta normal al estrés y a la actividad física. Sin embargo, una persona hipertensa tiene la presión alta incluso mientras descansa*». Hasta aquí, de acuerdo, pero entonces seguía con un breve, pero completo resumen de los diferentes fármacos del mercado. El lector, tal vez un paciente hipertenso preocupado, busca en vano «tratamientos no farmacológicos». En ningún sitio habla sobre la posibilidad de prevenir el aumento de la presión arterial en primer lugar, o de reducirla por métodos naturales si aumenta. Era como si el que lo escribió quisiera que el paciente tuviera hipertensión para que hubiera un mercado para el tratamiento con fármacos —como si estuviera buscando clientes para un líquido limpiador del parabrisas para un coche sin guardabarros, sin mencionar la posibilidad de adquirir un guardabarros.

Este panfleto, diseñado como primer paso para el paciente que acaba de saber que tiene hipertensión, ilustra la obsesión médica sólo con la causa menos frecuente de tensión arterial alta. Únicamente menciona cosas que actúan entre sí: el corazón, la sangre y el músculo liso de la pared de las arteriolas. Aunque se puede decir que un vaso sanguíneo contraído puede «causar» un aumento de la presión arterial, en realidad sólo es la causa efectora. No puede ser la raíz del problema, ya que siempre podremos preguntar: «¿cuál ha sido la causa que ha contraído la arteria?». A pesar de la confusión creada por los laboratorios, en el sentido de que sus fármacos mejoran la «calidad de vida» del paciente, la cruda realidad es que el tratamiento farmacológico no actúa sobre la causa subyacente de la hipertensión. Los fármacos controlan la presión sanguínea. Pueden salvarte de una apoplejía, o no; lo único que sabemos es que tienes menos riesgo. Puedes tener una apoplejía, porque los demás factores que aumentan la presión arterial siguen estando ahí.

A veces, la gente se siente más «segura» cuando opta por un fármaco antihipertensivo. Por algún motivo, la industria farmacéutica parece más «digna de confianza» y tenemos la idea de que esta tecnología es infalible. ¿Los fármacos son siempre eficaces a la hora de controlar la presión sanguínea? ¿Funcionan siempre? No, no siempre. En realidad, un fármaco antihipertensivo es bueno si disminuye la tensión en el 60 por ciento de los casos. Uno puede entrar dentro del 40 por ciento en quienes no funciona. En la práctica, los médicos prueban uno, y si no funciona, entonces prueban o añaden otro. A pesar de los esfuerzos del médico, a veces la presión arterial sigue alta. Entonces, el médico sencillamente se ha quedado sin fármacos para probar.

En mi experiencia, he tenido un buen número de pacientes en quienes la presión arterial no se ha controlado bien con fármacos y que respondieron bien al Sistema Védico Maharishi de Salud. Hilda es una enfermera jubilada de 79 años que a los 49 tuvo una apoplejía devastadora. En su caso, fue debido a una enfermedad congénita, relativamente infrecuente, el aneurisma en racimo de las arterias cerebrales. La noche de su apoplejía, había acudido a una reunión para hablar sobre si se debería permitir a las madres jóvenes permanecer en el hospital si sus hijos estuvieran enfermos. El tema originó una controversia y la discusión fue acalorada. Hilda tuvo un dolor de cabeza repentino y empezó a encontrarse mal. Sin duda su presión arterial había subido y la arteria había explotado en su punto más débil. Increíblemente, se las apañó para conducir hasta su casa. Una vez allí, vomitó de manera violenta y fue llevada al hospital donde le practicaron microcirugía. Posteriormente, a pesar de los fármacos antihipertensivos, su presión arterial permaneció obstinadamente alta. Hilda no sólo tuvo que vivir con el acecho' de un nuevo episodio, ¡sino que tuvo que aguantar a su médico que la acusaba de no tomar las pastillas! Cuando la conocí, su tensión habitual era de 200/100. Hilda aprendió Meditación Trascendental. Con la práctica regular y una pequeña dosis de una fórmula de plantas, actualmente su presión oscila entre 160-180 / 76-86, unos niveles mucho más seguros.

Inconveniente nº 2. Los fármacos tienen efectos adversos

Al repasar unos cuantos tipos de los antihipertensivos más prescritos hemos visto algunos de sus efectos adversos. ¿Es ésa la lista completa? ¿Podemos obtener una lista más exhaustiva de todos los efectos secundarios posibles?

Siendo estudiante de cuarto curso, recuerdo a un conferenciante que nos habló de una médica colega suya que trabajaba en un gran hospital. Acababa de saber que estaba embarazada. El embarazo no era deseado y, en un momento de depresión y gran ansiedad, buscó en su bolso y encontró una muestra gratis de un fármaco que un representante de un laboratorio le había facilitado unos días antes. Se trataba de un tranquilizante leve y se tomó dos pastillas. Se encontró mucho mejor y aquella noche durmió bien, sin saber que esas pequeñas pastillas de aspecto inocente iban a representar una pesadilla para el resto de sus días. Dio a luz a un niño deforme. Evidentemente, el fármaco era talidomida.

Todos recordamos la talidomida. Todos hemos visto fotografías de las víctimas de un fármaco promocionado intensamente y luego retirado rápidamente del mercado al conocerse sus efectos sobre el feto durante el primer trimestre del embarazo. Muy pocas personas conocen el caso del practolol, un fármaco que se había usado en el tratamiento de la hipertensión.

El desastre del practolol

En 1970, el practolol era el último añadido moderno en el maletín del médico, el segundo betabloqueante que salía al mercado. El primer betabloqueante, el propranolol, había representado un hito en el tratamiento de la hipertensión. Igual que el primer antibiótico, la penicilina, el propranolol se sigue usando hoy en día, y es uno de los fármacos más baratos y seguros después de haber sido usado durante años por millones de personas de todo el mundo.

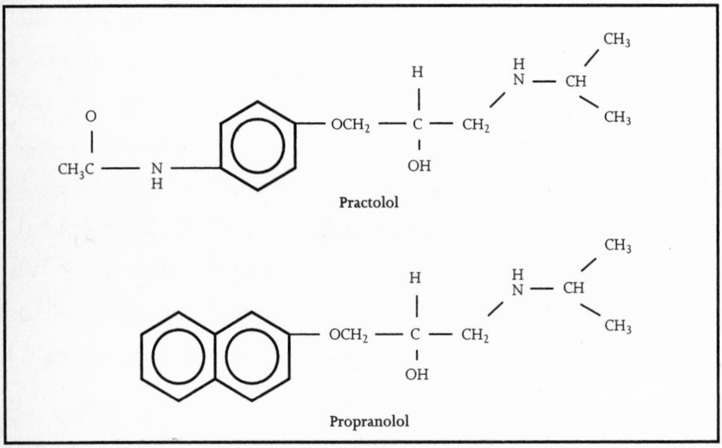

Figura 1: Reconocer al bellaco

Moléculas de practolol y propranolol. No se puede predecir el comportamiento de un fármaco por el conocimiento de sus moléculas. La estructura química de los fármacos antihipertensivos propranolol y practolol es casi idéntica. El propranolol es bastante seguro, sin embargo el practolol causó un desastre médico mundial.

En aquellos días, el practolol parecía incluso más útil. Su estructura química es casi idéntica a la del propranolol, la única diferencia es que el practolol tiene una cadena simple de moléculas donde el propranolol tiene un anillo de benceno (véase figura 1). Es un excelente antihipertensivo y pareció tener ventajas sobre el propranolol. Pero mientras los representantes de los laboratorios salían a la carretera para promocionarlo, con buenos catálogos a todo color, algo empezaba a ir muy mal. La gente que tomaba practolol empezaba a quejarse de quemazón y picor en los ojos. Como los pacientes suelen referir estos síntomas con frecuencia, no se sospechó una causa más siniestra que las alergias o viriasis habituales. Algunos presentaban erupciones graves, otros dolor de oído, sordera y/o síntomas en el pecho. El abanico de síntomas era amplio y se denominó «síndrome oculomucocutáneo».[45] También afectaba a las membranas del abdomen. En Nueva Zelanda, una mujer que se quejaba de ojos secos, plenitud y movimientos abdominales ingresó en vigilancia del servicio de cirugía. Incapaz de realizar un diagnóstico, la cirujana abrió su abdomen encontrando «algo que jamás había visto en su larga y extensa vida quirúrgica. Era como si las vísceras abdominales estuvieran envueltas como en un capullo por un material plástico rosáceo...»[46] Tras un buen trabajo detectivesco, las autoridades descubrieron los efectos del practolol. Se retiró del mercado, pero no antes de haber afectado a cientos de personas; por lo menos tres quedaron ciegas, y unas 50 habían contraído la «peritonitis por practolol», muchas de las cuales tuvieron una muerte agonizante. En Nueva Zelanda, y tal vez en otros países, no hubo ningún registro de cuántas personas habían sido expuestas al practolol, de manera que nunca sabremos el alcance de sus efectos.

Estoy seguro de que muchos de mis colegas se olvidarán de tales hechos de una de las épocas más oscuras de la medicina y recordarán a las personas que salvaron su vida al prevenir una apoplejía, un infarto de miocardio y una muerte temprana gracias al amplio uso del practolol. Pero, ¿debe ser el tratamiento de la hipertensión un equilibrio entre desastres y triunfos? ¿Es necesario y correcto correr tales riesgos? El paciente que fallece por un efecto producido por un fármaco no estará muy feliz de ser sacrificado para salvar la vida de unos pocos beneficiados.

Nunca se puede decir que un fármaco sea completamente «seguro». Pasaron años y un millón de pacientes tratados con practolol, antes de que se reconociera el síndrome oculomucocutáneo. La peritonitis por practolol aparecía a veces meses después de haberse retirado el fármaco. Ningún estudio científico pudo haber predecido este desastre por adelantado.

¿Cuándo es seguro un fármaco?

Al final, todos los fármacos se han de acabar probando en la población general, incluidos tú y yo, que actuamos como cobayas. Declarar un fármaco completamente seguro es como decir que una compañía aérea es completamente segura. Una lógica inductiva falaz intenta hacernos creer que porque una compañía o un tipo de avión no ha tenido un accidente en treinta años, es «seguro». Desgraciadamente, esto no siempre es cierto, como se ha podido comprobar en muchas ocasiones, como en el caso del accidente desastroso del Concorde.

Los fármacos no son predecibles en sus efectos. El minoxidil es un fármaco que parece ser útil para estimular el crecimiento del cabello. Según un anuncio del periódico, el minoxidil tiene una baja incidencia de efectos secundarios. Lo que el anuncio no dice es que el minoxidil se empezó a comercializar como antihipertensivo. Los investigadores vieron que el minoxidil era un buen antihipertensivo, pero también tenía la curiosa propiedad de que el cabello de los calvos volvía a salir...

Esto significa que tenía efectos completamente imprevistos en sistemas orgánicos que los investigadores jamás habían imaginado. ¿Esto es preocupante? ¿Cuánto sabemos realmente de la compleja acción de los fármacos en la trama tan complicada del cuerpo humano? Damos un fármaco para la presión arterial, ¡y empieza a crecer el pelo de la gente! Una pequeña cadena en una molécula aparentemente inocente deja a unos intactos y causa la devastación en otros. ¿Cuánto sabemos de las diferencias individuales, de forma que los fármacos que pueden ser seguros en la mayoría son tan catastróficos para unos pocos desafortunados?

Las autoridades sanitarias se basan en las estadísticas. Recordemos que sus objetivos se fijan sobre la población más que sobre los individuos. Promocionan el uso de antihipertensivos porque, estadísticamente, salvan más vidas que las que matan. Tratamos a nuestros hijos con antibióticos y aceptamos la muerte ocasional relacionada con el fármaco (sí, eso ocurre) porque, normalmente, los antibióticos salvan vidas. Esto es un mal consuelo para la familia de una víctima inocente, como el niño que toma un antibiótico común como el cotrimoxazol para una otitis y desarrolla el poco usual, pero fatal, síndrome de Stevens-Johnson.

Desde el punto de vista de las autoridades tiene sentido correr el riesgo, *porque no parece haber otra perspectiva*. El bombardeo con fármacos se contempla como la única forma de resolver el dilema epidemiológico. Sin embargo, hay alternativas. Requieren un cambio mental, una forma diferente de ver las cosas, pero existen. Encontraremos la manera en un próximo capítulo.

Nota: En caso de que pensaras que todo está bajo control, déjame decirte que la talidomida aún se sigue usando y que siguen naciendo niños deformes. Según un artículo del *Observer*, «El mundo pensó que había vencido los horrores de la talidomida cuando se prohibió en 1962. Pero en Brasil, donde se aprobó su producción en 1965 para luchar contra la lepra, la historia del horror continúa. [...] El Movimiento para la Reintegración de los Leprosos encontró a 20 personas de un grupo de 47 con deformaciones a causa de la talidomida. También constató la muerte de 10 niños recién nacidos, y ocho mujeres embarazadas abortaron tras demostrarse ecográficamente que sus fetos padecían las deformaciones típicas de la talidomida. [...] Inconscientes de que este fármaco deformó unos 12.000 niños durante las décadas de 1950 y 1960, los leprosos pasan la talidomida a sus vecinos para tratar la fiebre, los resfriados, las erupciones cutáneas, el dolor de estómago y el mareo de las embarazadas...»[47]

Inconveniente nº 3. Los fármacos son caros y no tienen tan buena relación eficacia/precio como otros métodos

En Nueva Zelanda, nuestra pequeña población de 3,5 millones de personas gasta unos 700 millones de dólares en fármacos. La medicación antihipertensiva le cuesta al país 120 millones de dólares al año. ¡Se pueden abrir muchas escuelas con este dinero! Las cifras per cápita de otros países industrializados son similares. Sería procedente gastar estas sumas de dinero si los fármacos tuvieran una buena relación efecto/precio pero, como veremos, existen otros métodos que son igual de eficaces y considerablemente más baratos y seguros. El dinero gastado en fármacos es formidable, pero lo que resulta más descorazonador es que una buena parte es dinero perdido porque el fármaco nunca llega a la boca del paciente. O el paciente no lo tolera, o simplemente no le gusta tomar medicamentos. El hecho de que los fármacos sean impopulares corresponde al *Inconveniente nº 5*. Pero primero veamos cómo un producto así puede sobrevivir en el mercado.

Inconveniente n° 4. Los fármacos tienen una promoción tan intensa que puede inducir a error

En una reciente reunión médica de puesta al día, a nuestro grupo de médicos de familia (en mi país, todos los médicos de familia pertenecen a una organización) se nos dijo que se iba a «representar una escena.» La dirección médica simuló un encuentro entre los médicos de familia y una representante de un laboratorio. Una chica tenía que hacer de *mala* y presentar los beneficios de un fármaco recientemente comercializado. Y uno del grupo tenía que representar al médico de familia.

Se abrió la puerta y entró una mujer atractiva y muy bien arreglada de unos 35 años, sujetando en una mano una bandeja con pastelitos. En la otra mano sostenía unos globos de colores, que flotaban alegremente, con el nombre de su producto escrito. Su cara lucía una resplandeciente sonrisa. Se presentó cálidamente, entregó su tarjeta, en la que fingía que era científica graduada, ofreció pasteles a todo el mundo y empezó a formular preguntas interesantes al representante de los médicos de familia. ¿Cómo lleva el día? ¿La familia bien? ¡Qué bien! ¿Cuántos hijos tiene? ¿La mujer bien?

A continuación, las preguntas pasaron a tratar aspectos más clínicos. ¿Ha visto pacientes reumáticos últimamente? ¿Algún problema con la gastritis por fármacos? ¿Sí? Un tema difícil, ¿no? El médico de familia iba asintiendo con la cabeza y decía, «sí».

Cuando mostró gráficos y estadísticas, y explicó que un especialista del hospital ahora utiliza exclusivamente su producto, empecé a pensar que lo estaba haciendo muy bien. Su representación era demasiado buena incluso para un actor experimentado. Al final de la interpretación, le pregunté si alguna vez se había dedicado profesionalmente a las ventas. Sí, sonrió, había sido representante de un laboratorio farmacéutico durante diez años, antes de aceptar trabajos de dirección en nuestro centro.

Entonces nos pidieron que comentáramos su actuación. Casi todos los presentes (éramos unos diez) dijimos que parecía agradable y que su interpretación era informativa. Entonces nos dijeron que no era tan inocente como parecía. De hecho, sabía exactamente dónde se encontraba en cada momento de la entrevista en un plan cuidadosamente elaborado. Su vestido atractivo, los globos, los pasteles, la sonrisa, y las preguntas amistosas servían para atraer la atención y establecer una relación. Los detalles sobre la familia del médico, sus hábitos terapéuticos y sus reacciones serían después introducidas meticulosamente en una base de datos accesible a otros miembros de su empresa. Estos datos se ordenarían del uno al cinco en cuestiones como «positividad» o «amistad». Las preguntas-trampa planteadas para que respondiera que «sí» se formulaban para facilitar otras respuestas afirmativas. Las estadísticas se presentaban con sesgos, y el recurso de una autoridad médica era deliberado y planeado, entre otros «trucos del mercado». Igual que el Dr. Feldstein, mis colegas creyeron que se estaban poniendo al día en los últimos descubrimientos científicos. En realidad, estaban recibiendo un ejercicio de marketing profesional que bordeaba el engaño.

No hay nada malo en la promoción per se. Cada vez que nos peinamos por la mañana nos estamos promocionando ante los demás. Los representantes de las empresas farmacéuticas son promotores profesionales, son vendedores. Podríamos decir que no nos debemos quejar por su destreza en el mundo de las ventas. Pero lo que es alarmante, es que se utilicen técnicas poderosas de ventas para promocionar fármacos que son potencialmente peligrosos. En un área vital para el ser humano en la que el juicio sensato e imparcial es fundamental, es alarmante que la diseminación de sustancias potencialmente lesivas y las decisiones sobre su uso sean tomadas principalmente por los que obtienen beneficios de ellas. Esto no figura entre los intereses del paciente. También es preocupante que la mayoría de médicos no sean entrenados en reconocer las tretas comerciales, y que no se den cuenta de cuán poderosas y eficaces son. La línea que separa promoción y manipulación está muy difuminada. Por ejemplo, se sabe que una de las facetas del comportamiento humano es que a la gente le gusta parecer consecuente. Entonces:

Doctor, ¿cree que la hipertensión es mala para el paciente? «Sí»

¿Cree que la hipertensión se debe tratar? «Sí»

¿Ha utilizado alguna vez inhibidores ECA? «Sí»

Basándose en la evidencia que ha visto hoy, ¿cree que utilizará nuestro «supernuevo», mejorado y poderoso inhibidor ECA? ¡...!

Ahora el médico se siente presionado a no ser visto como alguien incongruente con sus afirmaciones previas. Es muy fácil que diga: «Eeh, sí».

El «bombo y platillo» de la farmacia

¿Funcionan éstas y otras técnicas? Ciertamente sí, si no todos los representantes comerciales serían despedidos. Hay muchos artículos publicados que evidencian que «detallar» un fármaco influye en su índice de prescripción (detallar significa promocionarlo uno a uno). Veamos algunos ejemplos:

Cuando el tranquilizante temazepam apareció en el mercado de Australia, un estudio demostró que el representante del laboratorio era la fuente de información más importante de los médicos, tanto en el conocimiento como en el uso del producto. Los médicos que recibieron la visita de los representantes lo prescribían más, y lo prescribían antes.[48]

Un estudio realizado en los EE. UU. evaluó los conocimientos de 85 médicos respecto a un analgésico y a un grupo de vasodilatadores cerebrales de gran consumo. El 68 por ciento creía que los anuncios de fármacos influían poco en sus recetas, y el 62 por ciento creía que tomaba sus decisiones terapéuticas basadas en fuentes académicas (como las revistas médicas especializadas). Pero al comprobar sus conocimientos de los fármacos, el 71 por ciento tenían argumentos, favorecidos por los fabricantes de los fármacos, opuestos a los indicados en la literatura científica del momento.[49]

En 1995, en los EE. UU. se prescribieron 14,4 millones de recetas de un nuevo tipo de antibióticos, llamados fluoroquinolonas. Médicamente hablando, hay muy pocas situaciones en las que sean el primer antibiótico elegido para tratar una infección; es mejor mantenerlos en reserva por si nos encontramos ante una bacteria resistente. Parece que los esfuerzos del fabricante para presentarlos como fármacos de primera elección fueron eficaces.[50]

¿Está manipulada la evidencia presentada por los representantes de los laboratorios? En un estudio de dieciséis representantes y su interacción con seis médicos de familia, los investigadores vieron que era frecuente que los representantes dejaran de mencionar o minimizaran riesgos importantes asociados al uso de los fármacos. Estos riesgos incluían precauciones que hay que tener, consejos, reacciones adversas, interacciones con otros fármacos y uso durante el embarazo. Sólo mencionaron cinco de 33 interacciones pertenecientes a cuatro o más de estas categorías.[51] En un estudio realizado en la Universidad de California, un farmacéutico acudió a trece comidas promocionales de fármacos, grabando la presentación. Doce de 106 afirmaciones sobre los fármacos eran incorrectas; las doce afirmaciones eran favorables al fármaco. Uno de los medicamentos presentados fue retirado del mercado a los veinte días de la presentación porque había causado muertes. Dos de las afirmaciones incorrectas podían haber sido peligrosas si se hubieran tomado al pie de la letra.[52]

Resultados amañados

A veces se pueden presentar las estadísticas de una forma que no es incorrecta, pero que puede dar una impresión equivocada. Estudios tales como el Hypertension Detection and Follow-up Program (HDFP, Programa de Detección y Seguimiento de la Hipertensión) demuestran que el tratamiento de la hipertensión leve en una población reduce la incidencia de apoplejía en un 20 por ciento. Esto se conoce como «reducción del riesgo relativo» —la reducción de casos de muerte por apoplejía respecto al número de casos que había antes del tratamiento. Es información útil e incluso impresionante, pero, como hemos visto en el capítulo del bombardeo en alfombra (capítulo cinco), para completar el cuadro necesitamos saber cuántas personas han de ser tratadas para obtener este efecto. Aunque la reducción del 20 por ciento de apoplejías suena bien, en realidad estamos hablando de cifras pequeñas, porque la incidencia de la apoplejía en la población de hipertensos leves es baja en cualquier caso. El estudio HDFP demostró, aunque no se dijo, que de 1.000 personas tratadas con fármacos antihipertensivos, 77 hubieran muerto sin tratamiento (como se demostró en el grupo control), 64 habrían muerto a pesar del tratamiento, dejando a 13 que se beneficiaron y 987 que no se beneficiaron en absoluto al tomar el fármaco. Aunque no es falso decir que «las muertes disminuyeron un 20 por ciento», lo que se conoce como «reducción del riesgo absoluto» fue sólo de 13 personas entre mil, es decir, el 1,3 por ciento.[53] Es fácil ver por qué los representantes enfatizan la reducción del riesgo relativo y evitan hablar de la reducción del riesgo absoluto, porque al citar el riesgo relativo se aleja la atención del bombardeo en alfombra que se ha tenido que realizar.[54]

Los estudios farmacológicos sobre la hipertensión predominan en la literatura médica. Muchos son financiados por las empresas que producen el fármaco. Un estudio que demuestre que un fármaco disminuye la hipertensión arterial es una buena noticia para la empresa, y puede significar miles de millones de beneficios. Sin embargo, el conflicto aparece cuando un estudio no demuestra lo que quiere la compañía. Un profesor de Salud Pública de los EE. UU. ha manifestado: «Los investigadores no pueden manipular los resultados, pero las empresas sí. El peligro es que envíen los resultados con sus comentarios. ¿Se puede controlar si la empresa realiza algún cambio? ¿Se cede un poco, y un poco más, para acabar capitulando? Esto es complicado para los que necesitan dinero para realizar más estudios».[55] Desde el punto de vista de la empresa, el dinero no es problema. Un cardiólogo de Nueva Zelanda amigo mío fue invitado a un hotel de primera clase de Ginebra (a unos 20 mil kilómetros de su casa) para asistir a una reunión de cardiólogos de todo el mundo. ¿El propósito de esta reunión de sabios? ¡Pasar todo un día asegurándose de que utilizaban el esfigmomanómetro de forma correcta para tomar parte en un estudio clínico! Las empresas farmacológicas están totalmente involucradas en la educación médica. Una vez que médico y paciente se convencen de que un fármaco es para toda la vida, las empresas tienen el mercado asegurado.

Evidentemente, no hay nada mejor que una merienda gratis, pues no es sorprendente ver que los investigadores que están en la órbita de una empresa farmacéutica publican resultados favorables a la «línea de la empresa». Un estudio demostró que los «autores [de artículos médicos] que apoyan el uso de los antagonistas del calcio tienen más relaciones financieras con los laboratorios que los fabrican que los autores neutrales o críticos con los antagonistas del calcio (96 por ciento, frente al 60 por ciento y 37 por ciento, respectivamente)». Elaborar un estudio parece ser una buena publicidad por lo que concierne a una empresa farmacológica.

El primer representante de ventas de un laboratorio farmacéutico apareció en 1850. Poco después, Sir William Osler llamó la atención sobre este «peligroso enemigo para la virilidad mental del médico —el bombo y platillo de la farmacia». Hoy en día, la mayoría de médicos reciben la visita de un comercial de farmacia por lo menos una vez a la semana y, a veces, tres o cuatro veces. Para muchos de ellos es la única manera de estar al día en las novedades médicas.

Inconveniente nº 5. A mucha gente no le gusta tomar fármacos

Cada año se prescriben toneladas de fármacos antihipertensivos en los países industrializados de todo el mundo. Hasta hace poco la gente no se preguntaba: ¿Qué pasa con estos fármacos? ¿Cuántos llegan a ser ingeridos por los pacientes? Para sorpresa de muchos la respuesta parece ser «no muchos».

Hace unos años, vino a mi consulta un joven médico sustituto llamado Mike, para que yo me pudiera ir unos días con mi familia. Al final de las vacaciones, se quedó unos días más para que yo pudiera ordenar los papeles. Un día, trabajando en el despacho contiguo, oí gritos. Había un intercambio de palabras subido de tono entre Mike y uno de mis pacientes habituales, una mujer de edad media que decía que «se encontraba bien» y no necesitaba las pastillas de la tensión. De hecho, había decidido no tomarlas en las últimas seis semanas. «Sra. Smith, *debe* tomar las pastillas. Le irán bien. ¡Es muy importante que se las tome el resto de su vida!»

Se han tenido que tratar unas 23.423 personas para salvar a 480 de sufrir una apoplejía o un infarto de miocardio. ¿Cómo hacer que 23.423 personas se tomen una sustancia potencialmente tóxica, dos o tres veces al día durante cinco años, cuando la probabilidad de que les sea beneficiosa es muy baja? La respuesta es: «difícilmente». Muchas personas ven que, en el fondo, hay algo que no encaja. La idea no les convence. No pude evitar pensar que mi sustituto estaba librando una batalla perdida.

¿Cuál era la probabilidad de que la Sra. Smith se sometiera a sus deseos? ¿Durante cuánto tiempo perseveraría? ¿Cuántas personas, a quienes se les prescriben fármacos a largo plazo, toman la dosis que se les dice?

Probablemente la mitad. Según un estudio de la Royal Pharmaceutical Society de Gran Bretaña, «la literatura científica sugiere que el 50 por ciento de pacientes que sufren enfermedades crónicas no toma su medicación a dosis terapéuticas plenas».[57]

De hecho, sólo el 10-15 por ciento de pacientes toma el 90-105 por ciento de medicamentos prescritos (¡105 por ciento porque algunos toman más de lo prescrito!). El 30-50 por ciento de los pacientes consigue los efectos terapéuticos buscados por el fármaco. ¡El 10-15 por ciento de los pacientes ni siquiera se preocupa en ir a buscar sus medicamentos a la farmacia!

Éstas son cifras muy pobres. ¿Qué se opina sobre el valor de la terapia con fármacos? Tradicionalmente, los médicos han identificado este tema como el «problema del cumplimiento». Las personas que no toman los fármacos son «no cumplidores». Esta terminología procede de una época en que la medicina veía al populacho desde una posición privilegiada de autoridad paternal. Los médicos lo sabían perfectamente. La gente que no sigue las órdenes del médico lo hace por ignorancia, olvido, desorganización u oposición. Se les debe animar intensamente a que hagan lo que se les dice. Los investigadores han identificado muchas razones por las que la gente no toma los medicamentos. Ciertamente, la falta de comprensión de las razones por las que han de tomar el fármaco y el olvido juegan un papel importante. Sin embargo, también según el estudio de la Royal Pharmaceutical Society: «...las influencias más importantes para tomar fármacos son las creencias que la gente tiene sobre su medicación y las medicinas en general [...] arraigada firmemente en la experiencia personal, familiar y cultural de todos nosotros. Para el médico, reafirmarse en la opinión de la ciencia médica, y menospreciar o ignorar esas creencias, equivale a no prescribir correctamente». Esto significa que a la gente no le gusta tomar fármacos y los médicos no deberían forzar la situación.

El «no cumplimiento» es, entonces, una especie de desobediencia civil espontánea. En mi ciudad ahora tenemos una «comisión de cumplimiento». Según una reciente información suya, el «no cumplimiento» es el mayor problema de los tratamientos. Han estimado que el derroche en Nueva Zelanda, con su pequeña población de 3,5 millones de personas, es del orden de 200-350 millones de dólares anuales. ¡350 millones de dólares cada año! Si un millón de dólares en medicinas puede llenar un camión de mudanzas, eso equivale a 350 camiones de pastillas que simplemente se dejan caducar en armarios y botiquines, o se tiran a la basura o al lavabo. ¡El desperdicio a escala global ha de ser astronómico!

Por fin la profesión está bajando del burro (más fácil ahora, pues su pedestal está más bajo que antes). En lugar de «cumplimiento», se empieza a usar la palabra «concordancia». «El objetivo es ayudar al paciente a que tome una decisión tan informada como sea posible sobre el diagnóstico, el beneficio y el riesgo del tratamiento, y que tome parte activa en una alianza terapéutica. *Aunque es recíproca, es una alianza en la que se acuerda que las determinaciones más importantes son las que toma el paciente.*»[57]

¡Di al médico lo que piensas!

A la gente no le gusta tomar fármacos, en absoluto. Pero si tu médico no te ofrece otra alternativa, entonces tenéis que dialogar. En Newcastle Upon Tyne, los médicos realizaron un cuestionario sobre «calidad de vida» a 75 pacientes que recibían tratamiento para la hipertensión, con el fin de evaluar cómo se sentían. También pidieron a los médicos que expresaran cómo creían que se sentían sus pacientes.

Éste era ya un estudio interesante por sí mismo. En un momento de lucidez, también pidieron a los familiares de los pacientes que rellenaran un cuestionario para averiguar cómo creían ellos que se sentían los pacientes.

Los médicos pensaban que los pacientes se encontraban fenomenal. Registraron el 100 por ciento de mejoría. Al fin y al cabo, la tensión arterial estaba bajo control, no había deterioro clínico y los pacientes no se quejaban de ningún problema. Pero los pacientes no compartían la visión optimista del médico. Sólo el 48 por ciento creía haber mejorado, ¡y el 8 por ciento se sentía peor!

Los familiares criticaron el tratamiento. Señalaron que el 25 por ciento tenía cambios adversos ligeros, el 45 por ciento cambios adversos moderados, y el 30 por ciento un deterioro severo después del tratamiento antihipertensivo. Refirieron deterioro de la memoria, mayor preocupación, irritabilidad, estado de ánimo bajo, pérdida de interés e iniciativa, menor energía, menor actividad e hipocondría.[58]

¿Qué ocurre aquí? Los médicos creen que el paciente no queda satisfecho si no se va de la consulta con un diagnóstico y con la receta de un «producto» para ayudarle. Se sienten presionados a prescribir por sus colegas. No se enteran de la opinión del paciente para comprobar si todo va bien. Los pacientes creen que no deben cuestionar la autoridad del médico. Se ven obligados a embarcarse en un tratamiento de por vida y ponen buena cara. La *folie à trois* empieza. El médico y el paciente bailan una *danse macabre*, alentada por los representantes de farmacia. Sólo se escucha la voz de los familiares, que observan estupefactos.

Tú, el paciente, eres la figura central de esta cabriola grotesca. Si no te gusta la terapia, que es potencialmente peligrosa, cara e hiperpromocionada, puedes romper el círculo, salirte del baile y liberarte. Tienes el derecho a determinar el propio destino de tu salud. Creo que tu médico estará de acuerdo en eso, una vez que le expongas claramente tus deseos. Tanto si lo crees como si no, en el fondo de su corazón, muchos médicos se sienten incómodos con los fármacos. Muchos preferirían no participar en este baile, pero justifican los fármacos como un «mal necesario», porque no ven una alternativa viable.

¿Cuán necesario es este mal? Recuerda que hay muchas formas de disminuir la tensión arterial. Jim es un administrativo de 42 años, más bien obeso, cuya tensión arterial no estaba controlada ni siquiera con dosis máximas de un inhibidor ECA. Su padre falleció a los 62 años de un infarto de miocardio y su hermana mayor fue intervenida de un triple bypass a los cincuenta, de manera que cuando la tensión de Jim llegó a 160/106 me vi obligado a añadir un diurético a su inhibidor ECA. Sin embargo, insistí mucho en que debía bajar de peso y hacer más ejercicio cada día. Después de algunas semanas, Jim dejó de tomar el diurético porque no le gustaba el mareo que tenía cada vez que se levantaba. De manera que mi tratamiento no fue muy buena idea. Pero al realizar ejercicio de forma regular y eliminar alimentos grasos de su dieta, su peso disminuyó de 117 a 107 kg en un periodo de tres meses. Ahora, se siente mucho mejor, y su presión es de 140/90, un nivel mucho más aceptable.

Actualmente, el consenso general entre médicos es que los métodos no farmacológicos son la primera línea de tratamiento en el manejo de la presión arterial ligeramente elevada. Esto no significa que todos los médicos estén de acuerdo en ello. Muchos no se creen preparados para proponer o supervisar alternativas y, al final, por desgracia, es mucho más fácil coger el talonario de recetas. Pero si la iniciativa parte de ti, si disminuyes la tensión arterial con métodos naturales, tu médico estará encantado.

También hay una fuerte creencia en los círculos médicos de que, en el caso de la hipertensión, los fármacos no se han de tomar durante toda la vida. Los métodos no farmacológicos se pueden intentar en cualquier momento, y la disminución de fármacos no es inadecuada si se realiza bajo control médico. Esto se llama terapia «de disminución». La idea es encontrar la menor dosis posible que consigue disminuir la tensión arterial. De esta manera, se minimizan los efectos adversos del fármaco. Un estudio demostró que después de esta terapia «de disminución», el 26 por ciento de efectos secundarios había disminuido y el 56 por ciento no tenía efectos secundarios.[59]

A veces, los fármacos antihipertensivos son necesarios. Indudablemente han salvado vidas, especialmente en el caso de hipertensión intensa o maligna. Si yo tuviera hipertensión intensa tomaría fármacos hasta que pudiera controlarla por otros métodos. Si tienes la presión alta y no deseas bajarla con otros métodos (o si lo has hecho pero no te ha funcionado), entonces debes seguir tomando fármacos.

Pero has de conocer sus desventajas. Como seguramente no las habrás encontrado en ningún otro sitio, he dedicado este capítulo para dejar claro que si hay una alternativa posible, vale la pena intentarla. En el siguiente capítulo planeamos la escapada del campo de batalla.

7. La gran huida de los fármacos

En Nueva Zelanda, no podemos hacer frente a los 100 millones de dólares que nos estamos gastando en medicación antihipertensiva, y la situación debe ser parecida en la mayoría de países. Se necesita claramente otra visión del problema. La situación es seria y la urgencia de encontrar una solución a lo que he llamado el «dilema epidemiológico» se comprende bien en la profesión médica.

El tratamiento con fármacos es tan central en medicina, tan promocionado como la «única vía», que uno debe asumir que su aceptación es resultado del consenso logrado por científicos de mentes objetivas y libres, que tal vez trabajan en la universidad y siempre con la salud del paciente como objetivo. En realidad, esto no es así. El descubrimiento y desarrollo de fármacos ha acontecido, casi sin excepción, en los laboratorios de grandes complejos industriales, tal y como el eminente epidemiólogo Lord Platt apuntó en 1967: «[...]las investigaciones son esencialmente las mismas cuando buscamos los orígenes de los anestésicos, tranquilizantes, vitaminas, antimaláricos, antihistamínicos, hipotensores, hormonas sexuales o anticonceptivos orales. Ni uno solo se ha originado en un departamento de medicina universitario».[60]

Cada uno de nosotros debe decidir si sigue bailando al son de la música de las empresas farmacéuticas, vencido por sus representantes. Si yo tuviera que tomar fármacos intentaría escaparme. Hay muchas formas de disminuir la presión arterial, y los fármacos no son la única.

La salida

Entre otros métodos, puedes disminuir la tensión con la dieta, el ejercicio, cambiando el tipo de vida o de trabajo, disminuyendo el consumo de sal, aprendiendo a controlar el estrés o haciendo más vacaciones. Hay muchos libros y folletos escritos por los departamentos de sanidad que explican esto. ¿Por qué escribo un libro más? Porque en mi opinión tienen un inconveniente, que se puede resumir en el dicho coloquial: «Lo que es bueno para uno no es bueno para otro.» La mayoría de autoridades advierten que lo que actúa beneficiosamente en una persona puede no funcionar en otra —incluso puede ser perjudicial. En mi experiencia, pienso que existe una actividad adecuada para todos: la técnica de la Meditación Trascendental, porque actúa a un nivel universal de conciencia común a todas las personas. Todas las demás técnicas, incluidas la dieta y el ejercicio, intervienen en áreas fisiológicas en las que diferimos unos de otros y, por lo tanto, necesitan un enfoque más individualizado. Describiré cómo se practica en las páginas siguientes.

Si yo fuera un especialista en Salud Pública, ante el dilema epidemiológico, desde una perspectiva global, consideraría por lo menos tres caminos para salir de él. Lo primero sería conseguir un sistema que funcionase en la población. El objetivo sería disminuir la tensión arterial tratando a todos los hipertensos *en masa*. Para ello, habría que encontrar un método que, a diferencia del tratamiento con fármacos, no tuviera efectos adversos colaterales. Sería preferible que tuviera *efectos beneficiosos colaterales*. Además tendría que ser por lo menos igual de eficaz que los fármacos. Entonces se podría recomendar a cualquiera, sin miedo a causar daño. Resumiendo, la lista de criterios sería: eficaz globalmente (eficaz no sólo en disminuir la tensión arterial, sino en mejorar la salud general de la persona), buena relación coste/beneficio, seguro, y al alcance de todos. Como he mencionado antes, la solución más eficaz que conozco que reúne estos criterios es la Meditación Trascendental.

El segundo enfoque es el individualizado. En lugar de dar a todos las mismas instrucciones dietéticas, por ejemplo «coma menos sal» (que puede ser bueno, o no), podemos aprender a tratar a cada persona con el tipo de vida y consejos dietéticos que necesita. Evidentemente, necesitamos saber mucho más sobre las personas para hacer esto. Profundizaremos más en este enfoque en el capítulo doce.

¿Y el tercer enfoque? En lugar de intentar tratar a cada uno, tratamos solamente a las personas que vayan a sufrir una apoplejía o infarto de miocardio. Los tratamos con fármacos si es necesario, o mejor aún, con intervenciones en el tipo de vida menos lesivas. La profesión médica se dirige en este sentido, por lo menos en cierto grado, pues identifica a los grupos «de riesgo». Como dijo recientemente el director del *British Medical Journal*: «[...]con la sabiduría de la experiencia nuestra respuesta [al problema de la enfermedad cardiaca] parece inteligente: tratar a gente prescindiendo de su [...] riesgo, cuando cruzan una línea mágica particular de presión sanguínea o concentración de lípidos».[61] Sin embargo, además de entender cómo se comporta la gente como grupos y subgrupos sería incluso mejor saber qué es lo que hace que *cada persona sea especial*, pues entonces sería más fácil identificar a las personas que van a tener una apoplejía o un infarto de miocardio. Además, solamente entonces podríamos diseñar una dieta y aconsejar un tipo de vida. Esto requeriría un método de diagnóstico temprano más sofisticado que el que tenemos ahora. Trataremos esta idea en el capítulo doce.

Tercera parte

Tensión arterial perfecta, salud perfecta

8. En busca del bienestar

Por lo que se refiere a Cresswell Jones, ha dejado de preocuparse porque las pastillas han empezado a hacer su efecto y su presión arterial es normal. El primer intento fue ineficaz, y le hizo sentirse cansado, pero el Dr. Feldstein le prescribió otro fármaco distinto. ¡Funciona! ¡Sin efectos secundarios! ¡Se encuentra bien! Está resolviendo el tema de su tensión arterial, y esta noche, mientras se prepara para acostarse, se lo dice a su mujer Ellen, que en ese momento está sentada en la cama, con los rulos puestos, absorta en una revista de jardinería. «Creo que estoy mejorando de la hipertensión», dice. «¡Tengo una presión arterial perfecta!» Ella levanta la vista momentáneamente. «Eso está bien, supongo. Pero ¿qué quiere decir perfecta? ¿Significa que estás perfectamente bien?»

«¿Que qué quiere decir perfecta, Ellen? ¡Vaya pregunta! Significa... bueno, significa que ya no tengo la presión alta. ¡De manera que estoy bien!» «Tú tenías la tensión alta», responde Ellen. «Esto significa que hay algo en ti que va mal. ¿Cómo sabes que las pastillas rosas te benefician? Tal vez sólo estén enmascarando el problema. En mi opinión estas pastillas sólo te dan cansancio.» «P... pero, Ellen, el médico me dijo que podía tener un accidente cardiovascular. Es decir, una apoplejía. No quieres que tenga una apoplejía, ¿no? Y las apoplejías las causa la presión arterial alta. Entonces, tengo que tomar las pastillas. Es como llevar el cinturón de seguridad puesto. No vas a tener un accidente nunca, pero es mejor estar preparado.»

Esto es lo malo de Ellen, piensa. No sabe nada sobre cuestiones técnicas, pero parece que siempre acierta cuando pregunta por ellas. Cresswell decide no seguir hablando de ello. Ellen ha vuelto a su revista. Él se siente a la deriva. Si piensas en ello, los cinturones de seguridad no te hacen ningún daño. No hay ningún problema en ponérselos. No te lesionan los riñones, ni afectan a la sangre, ni te hacen sentir mareado. No como las pastillas. ¿Por qué correr el riesgo de lesionarte por algo que difícilmente va a pasar? Él se vuelve a sentir ansioso. Su mujer emerge de la revista (sobre el estragón francés), le clava la mirada y le dice: «Cresswell, no quiero que tengas una apoplejía. Pero hay algo que no me encaja. Las pastillas te pueden bajar la tensión, pero ¿cómo sabes que te están curando? Puedes acabar sufriendo una apoplejía igualmente, si el problema sigue estando ahí. Sinceramente, Cresswell, creo que pareces más estresado que antes de ir al médico».

Cuando va a trabajar, al día siguiente, Cresswell aparta el inventario que está preparando para la Springer Fawcett Parsonage and Hodge Ltd., ordena su mesa y piensa en sí mismo durante un buen rato. No se siente tan bien. El jogging le está cansando demasiado. Las cosas no han mejorado en casa desde principio de invierno. La caravana tiene una gotera y hace frío, y ha tenido que quitar su mesa de trabajo en casa para poner una cama a su hija. La llama tiene una infección en el pie. Ellen tampoco es la que era. Parece pálida y tensa. F.F.F.F. k Q. ha tenido mucho trabajo y le dedica 60 horas a la semana. Su cabeza está llena de pensamientos, pero tiene problemas para concentrarse. Ha vuelto a fumar. Piensa demasiado en el mañana, más que en el presente. Al final del día se siente exhausto, pero no parece que haya hecho mucho. Se pregunta si estará sufriendo de estrés. Ellen también lo ha notado y se preocupa por ello.

Uno puede tener la presión arterial normal, pero ¿es perfecta? Es fácil pensar que, una vez que la pastilla «actúa», ya se ha llegado a la solución. Pero, a pesar de que Cresswell tiene la presión arterial controlada, no se siente bien. Una parte de él se ha curado, pero la mayor parte de él, no. Siente que no está completamente sano. Como el Dr. Feldstein le ha dicho que su tensión ahora es «normal» (quiso decir «habitual»), Cresswell ha asumido que era normal en el sentido de ideal. Saber sólo una parte de algo es peligroso y Cresswell Jones se ha convertido en una víctima del conocimiento fragmentado. Ellen ha señalado el problema fundamental. Podemos bajar la presión arterial, pero si esto simplemente enmascara un problema subyacente, el problema que queríamos evitar (infartos de miocardio y apoplejías) puede suceder igualmente. El hecho es que muchos cientos de miles de personas han fallecido de infarto de miocardio y apoplejía con la presión arterial completamente «normal».

En realidad, la medicina le ha fallado a Cresswell. Al mejorar ese pequeño aspecto representado por la presión arterial, la medicina no ha contemplado el bienestar de Cresswell como un todo. La terapia farmacológica, aunque puede disminuir la presión arterial, no va a la raíz del problema; no arregla a Cresswell en su totalidad.

Antes hemos dicho que no estamos satisfechos con una tensión arterial «normal». Lo que buscamos es la tensión arterial «perfecta». La presión arterial perfecta es la que se tiene cuando uno se encuentra completamente sano.

Hay muchos factores que facilitan la aparición de un infarto de miocardio o una apoplejía además de la presión arterial. Hemos visto que la medicina ha identificado unos cuantos, colesterol alto, tabaquismo y diabetes, por ejemplo, pero estos factores de riesgo sólo predicen quién puede tener un desastre médico en el 50 por ciento de los casos. En el otro 50 por ciento, no. Todavía no nos podemos hacer una idea, nos faltan algunas piezas vitales de este rompecabezas. Podemos ir moviendo las piezas y probar una u otra para ver si encajan. Ésta es la línea que sigue la medicina actualmente. Sin embargo, podemos cambiar el rumbo, y éste es el enfoque que quiero exponer en el resto del libro.

El enfoque que sugiero se puede comparar con encontrar la caja del rompecabezas y, al mirar la imagen completa, ver dónde va cada pieza. La imagen nos da una idea del rompe-cabezas como un «todo». El problema es que no nos hemos dirigido a Cresswell como un todo, nos hemos dirigido sola-mente a una parte de él. ¿Existe una manera de obtener una «idea general», *tal vez incluso sin tener que atender a todas las partes de Cresswell*? Queremos ayudar a Cresswell como un todo. ¿Es posible? ¿Es posible realizar un estudio *holístico* e incluso real-zar el todo?

La idea de la «medicina holística» no es nueva. La palabra «salud» significa «holismo». Deriva de la palabra griega «holos» (todo). «Holos» también es la raíz de las palabras inglesas «hale» (robusto) y «holy» (santo). Una definición de la OMS propuso, en 1946, que la salud es «un estado de bien-estar completo físico, mental y social, y no solamente la ausen-cia de enfermedad.» La idea subyacente de esta elevada defini-ción espiritual nunca ha llegado a desaparecer de la profesión.

El estudio holístico es uno de los campos más estimulan-tes de la medicina, y no nos debe sorprender que este objetivo implique también muchos otros campos.

Realicemos en las páginas siguientes un breve repaso a lo que denominaríamos las «teorías globales», las teorías holísticas.

Una de las primeras en aparecer en los últimos tiempos se conoce como «teoría general de sistemas», defendida por Lud-wig von Bertalanffy. Este autor afirma: «La única meta de la ciencia parecía ser analítica, es decir, dividir la realidad en pequeñas unidades y separar las causas individuales. Así, la rea-lidad física fue dividida [...] cierta bacteria produce tal o cual enfermedad, los elementos mentales son alineados, como las cuentas de un collar de perlas [...]».[62]

A Von Bertalanffy le sorprendió que este enfoque «parece ignorar o negar lo que es esencial en el fenómeno de la vida».

Para entender la vida uno debe entender no sólo las partes de un organismo, sino cómo se juntan estas partes para formar un todo vivo. La teoría general de sistemas, diseñada para explicar cómo interactúan unas cosas con otras «como un todo», tuvo un impacto fabuloso. En la década mecánica de 1950 llenó un vacío en la mente de muchos, penetrando en el pensamiento popular y en el lenguaje coloquial. De repente, «sistemas» fue una palabra de moda. Incluso hoy, ninguna empresa que se precie puede estar sin su «analista de sistemas» o «ingeniero de sistemas», y añadir «systems» al nombre de una empresa suena a calidad (Software Systems, Electrical Systems, Plumbing Systems).

En el campo conocido como cibernética, el principio de feedback (retroalimentación), por el que un mecanismo se puede regularse a sí mismo, demostró cómo las cosas pueden actuar «como un todo». Explicó la manera por la que un sistema vivo mantiene su medio interno constante (el *milieu intérieur* de Claude Bernard). Igual que el termómetro de un termo de agua caliente envía información al termostato, que controla el envío de calor, manteniendo de esta manera el agua a temperatura constante, se entendió que el cuerpo mantiene constantes vitales como la temperatura, la glucosa sanguínea o la presión arterial de la misma manera. Por otro lado, el feedback positivo o explosivo puede explicar por qué en algunas situaciones el organismo se tuerce, como en el caso de la hipertensión maligna, en la que el aumento de la presión arterial parece ocasionar un aumento mayor de la presión, en lugar de un descenso. Lo importante es la información. Ahora hablamos de la «edad de la información», lo cual indica el reconocimiento de esta línea de pensamiento en el lenguaje coloquial.

Otros científicos investigaron el holismo. El físico David

Bohm publicó un libro importante titulado *Wholeness and the Implicate Order*,[33] en el que trató la idea de un orden escondido «detrás de las bambalinas», la unidad tras el fenómeno denso de la vida. El químico Premio Nobel Ilya Prigogene formuló brillantemente sus ideas sobre la «dinámica no lineal» de los sistemas vivos explicando las múltiples fuerzas interactivas que actúan como un todo para crear un sistema vivo. Dos nuevas disciplinas que emergieron de forma independiente están estrechamente relacionadas. Son la dinámica no lineal y la teoría del caos.

La dinámica no lineal y la teoría del caos

La dinámica no lineal es una ciencia en rápido desarrollo que abarca muchos campos, desde la medicina a la economía y la sociología. Entre las muchas tesis que defiende, dice que la química del cuerpo humano y de los demás sistemas vivos cambia constantemente y en muchos aspectos parece caótica. Pero dentro del caos existe un orden subyacente que refleja el «orden implícito» de David Bohm. La glucosa sanguínea no se mantiene constante, fluctúa dentro de ciertos límites de una forma aparentemente fortuita. El latido del corazón puede parecer estable, pero también fluctúa «aleatoriamente». La presión arterial no es una excepción. Aumenta y disminuye con cada latido cardiaco. La constancia del *milieu intérieur* de Claude Bernard, tras una visión más cercana, no es, al fin y al cabo, tan constante.

Paradójicamente, dentro de esta aparente casualidad se encuentra la esencia de la salud. De hecho, actualmente los «caologistas» aceptan que un *milieu intérieur* demasiado constante resulta peligroso. Si una persona tiene el latido cardiaco demasiado regular, *va camino de tener un infarto*. En las fluctuaciones fortuitas del caos hay un orden escondido. Si perdemos estas fluctuaciones perdemos la salud, pues la salud no es un estado rígido. El estado de unidad incluye el flujo, el movimiento y el cambio. Aunque este cambio parece casual, lo gobierna un nivel de orden oculto.

Así, el cambio es un requisito para la estabilidad. Pero no de la estabilidad fija, no es la estabilidad de una roca. Ser verdaderamente estable implica adaptabilidad, flexibilidad y crecimiento. Una peonza sólo se puede mantener de pie en virtud de su movimiento. Si no gira, se cae inmediatamente y alcanza un estado de equilibrio sobre un lado, muerta. Necesita girar para mantenerse de pie. Si mientras gira se la intenta desequilibrar, resistirá el empuje y de nuevo recuperará la posición de pie.

Nuestra fisiología, como la peonza, desde un punto de vista químico tiene una situación inestable. Del mismo modo, necesitamos cambiar para mantenernos estables. El cambio, el progreso, la flexibilidad nos mantiene vivos. Si somos inflexibles, incapaces de fluir en el universo cambiante, nos caemos, igual que la peonza. Cuanto más podamos ser como la peonza y resistir flexiblemente los cambios de nuestro medio ambiente, más sanos estaremos. En otras palabras, si recibimos un empujón procedente del medio ambiente (llamado «perturbación» en la teoría del caos), tanto si se trata de una caída peligrosa o de una infección vírica, cuanto más flexibles seamos, más sanos estaremos, y más nos podremos recuperar sonriendo, como la peonza.

Estamos aprendiendo de la dinámica no lineal y de su pariente, la teoría del caos, que los cambios, aparentemente aleatorios, que ocurren en el cuerpo forman parte de un «nivel superior» de orden que nos permite ser «ligeros». Entonces, podemos mantener nuestra ecuanimidad fisiológica en un ambiente cambiante que nos amenaza con dejarnos en baja forma. Cuanto más nos podamos mantener en contacto con el «nivel superior» de orden, más sanos estaremos.

Si la flexibilidad es un requisito para la salud, ¿en qué grado debemos intentar «mantener» la presión arterial a determinado nivel estable? A veces, los médicos hablan de la presión de sus pacientes como «bien controlada». ¿Es eso algo necesariamente bueno? ¿Podemos excedernos? ¿Podría ser que la naturaleza tuviera un diseño sobre las fluctuaciones de la presión arterial que no es tan evidente? Tal vez hemos de cooperar con, en vez de controlar a la naturaleza. Tal vez hemos de encontrar formas de entrar en contacto con la naturaleza en su totalidad para acceder a los niveles de orden más altos. ¿Podría ser que la expresión «controlar la naturaleza» sea una «frase concebida desde la arrogancia, nacida en la época de la biología y la filosofía del Neanderthal», como dice Rachel Carson?

El grado en que el cuerpo es integral, total, «ligero», cambiante, pero constante, se puede ahora medir matemáticamente. Normalmente, se refiere como el grado de «caos» dentro de un sistema. Este sistema debe incluir la frecuencia cardiaca, o la presión arterial, o el nivel de azúcar o cualquier medida aparentemente aleatoria. La palabra «caos» no es muy acertada porque, como hemos visto, el «caos» aparente es en realidad un síntoma de un nivel de orden más alto. Totalidad o unidad sería, creo, una palabra más adecuada. Sin embargo, «caos» se ha instalado en la comunidad científica y no parece que vaya a ser abandonado fácilmente. La teoría del caos ha encontrado su lugar en nuestra cultura y se encuentra en una diversidad de campos extraordinariamente amplia. Se ha utilizado para disminuir los ruidos de la línea telefónica, explicar el flujo de tráfico de una ciudad, predecir cambios en el mercado financiero, evaluar la soltura de una prótesis de cadera, así como predecir quién va a tener un infarto de miocardio.

Al filo del pensamiento occidental, esta teoría equivale a la totalidad. Dice que cualquier aspecto del cuerpo humano se refiere a todo el cuerpo y, en realidad, a todo el universo. En un sistema «caótico», aunque las partes parecen actuar de forma aleatoria, en realidad están representando una escena completamente coreografiada.

Cuando se pierde el «caos», las partes pierden su conexión con el todo. Las acciones de un pequeño regimiento pueden parecer caóticas a un observador si se desconocen las grandes intenciones de su general. Si el regimiento perdiera conexión con el general y empezara a tomar sus propias decisiones, aunque entonces pudiera parecer que se comporta de forma más ordenada, sería como una colmena sin su reina, actuaría como un robot, al perder el propósito completo. La pérdida de «propiedades caóticas» (aumento del comportamiento autónomo «robótico» de una parte) se ha observado en muchas situaciones incluido el cáncer,[63] la diabetes,[64] y el mal funcionamiento cerebral.[65]

Donde no hay flexibilidad, caos, unidad e integración, aparece la enfermedad. La aterosclerosis, enfermedad de las arterias que subyace tanto en la apoplejía como en el infarto de miocardio, no se establece de forma uniforme a lo largo de la arteria. Tiende a aparecer en lugares específicos como en las bifurcaciones de la arteria. Una interesante línea de investigación sugiere que esto puede ser porque la sangre se detiene o remansa en estas zonas. En estas regiones hay falta de cambio. El efecto bombeante del pulso no las alcanza y el movimiento habitual de la pared arterial hacia dentro y hacia fuera (tensión pura) no aparece con cada latido cardiaco.[66] Con la falta de movimiento aparece la enfermedad. (Es particularmente sorprendente, pues que la sangre se acumule de esta manera o no depende, entre otras cosas, del pulso en forma de ola y de cómo interacciona con las ondas reflejadas que regresan de las paredes de las arterias. El tipo de pulso es algo que ha interesado a los médicos desde hace siglos y, como veremos, es de primordial consideración en el Sistema Védico Maharishi de Salud.)

En el terreno cardiaco, la pérdida de propiedad caótica, la pérdida de conexión con el todo, se contempla en las estadísticas de infartos de miocardio y en personas obesas.[68] Parece que estas personas pierden contacto con las propiedades de «nivel superior» que las mantienen en buen estado con la totalidad de su fisiología. Sus cuerpos empiezan a funcionar como autómatas, sin referencias de la «oficina central». Cuando un sistema deja de funcionar como un todo, tanto si se trata de una familia, un negocio, o un ejército, pueden aparecer las dificultades. Evidentemente, el ejemplo más claro de comportamiento autónomo en el que una parte del cuerpo deja de seguir instrucciones del todo es el de la célula cancerosa.

La dinámica no lineal y la teoría del caos nos permiten concebir matemáticamente el comportamiento de un sistema como un todo *sin conocer necesariamente todas sus partes*. Es lógico que esta manera de pensar haya atraído tanto interés de los científicos. Es casi imposible entender los trillones de reacciones químicas que ocurren en la fisiología humana, de manera que un método que explique cómo trabaja «como un todo», sin tener que conocer cada reacción química, tiene un potencial enorme.

Somos capaces de identificar unos cuantos factores que predisponen a la enfermedad cardiaca —hipertensión, tabaquismo, colesterol alto, etc.— pero también sabemos que hay otros que todavía desconocemos. Sospechamos que algunos son tan sutiles que nunca seremos capaces de descubrirlos. Quizá pensando menos en las partes y entendiendo cómo actúa el todo podamos resolver este problema. La dinámica no lineal ya se usa para predecir si los pacientes que han sufrido un infarto de miocardio tendrán una arritmia cardiaca estudiando su ritmo cardiaco. No se usan otras variables para esta predicción, sólo los cambios en el ritmo de los latidos del corazón. Por el grado de «comportamiento caótico» (o su ausencia, como en este caso) se puede hacer una predicción sobre el funcionamiento de todo el sistema.[69]

¿Se puede aplicar la dinámica no lineal a la hipertensión? Un grupo de investigadores japoneses ha encontrado pérdida de variabilidad en el ritmo cardiaco (pérdida de contingencia, pérdida de «caos») en la hipertensión esencial.[70] Parece posible que la presión arterial alta, la presión que no fluctúa hacia abajo, como debería hacer, represente una pérdida de «orden superior» del sistema cardiovascular. La pérdida de «orden superior» es otra forma de decir pérdida de unidad, pérdida de conexión con el todo.

La idea de que la raíz de la enfermedad se halla en la separación del todo se remonta a la antigüedad. En el Sistema Védico Maharishi de Salud se le ha dado un nombre. Se llama *pragya aparadh*, y volveremos a ello en detalle en el siguiente capítulo.

Hemos empezado este capítulo reconociendo que al tratar sólo la tensión arterial de Cresswell, más que ir a la raíz del problema, solamente lo estamos enmascarando. Hemos visto que restablecer simplemente la presión a sus niveles normales puede dejar el problema por resolver, y hemos sospechado que, de alguna manera, el problema implica a toda su persona. Hemos descubierto, entre las teorías científicas más avanzadas, que para ir a la raíz del asunto, *debemos* considerar a Cresswell como un todo. Si pudiéramos «fragmentar a Cresswell» y recrear la conexión entre las partes de Cresswell en el todo Cresswell, tal vez su presión arterial se corregiría por sí misma, igual que un soldado acude a filas cuando ha recibido instrucciones de su general. Más aún, cuando las demás partes de este rompecabezas que es Cresswell encontrasen su lugar, Cresswell no solamente tendría la tensión arterial normal, sino que tendría la tensión arterial ideal, la tensión arterial perfecta, la que se tiene cuando no se tienen infartos de miocardio ni apoplejías, porque uno está completamente sano.

¿Cómo establecer contacto con el general? ¿Cómo restablecer la coordinación fisiológica? La teoría de los sistemas, la teoría de la información, la dinámica no lineal y la teoría del caos son aspectos muy interesantes que nos sacan de la época reductivista y prometen una comprensión más profunda sobre cómo actúan las partes de nuestros cuerpos en relación con el todo. Sin embargo, a pesar de su poder, estas «teorías globales» no son más que representaciones intelectuales de la realidad. La teoría del caos puede proyectar la realidad muy bien, pero al fin y al cabo es sólo un mapa. Un mapa es una abstracción, nunca una realidad en sí mismo. Una teoría, como la teoría del caos, nos puede ayudar a comprender, pero, por sí misma, no nos permite *hacer* nada útil en la *totalidad*. Podemos predecir quién va a sufrir una arritmia, pero impedir que ocurra es otra cosa. *Conocer* la totalidad no nos permite *crear* totalidad, o fortalecerla. No debemos confundir el mapa con el territorio. Las matemáticas de la totalidad solamente describen la totalidad y tal vez sean la herramienta equivocada si queremos *ser* más totales. Para ello debemos mirar más profundamente.

Ser más totales

Si, como implica la teoría del caos, la hipertensión arterial resulta de la pérdida de contacto con un orden fisiológico de alto grado, entonces, si somos capaces de reconectarnos a ese nivel, la presión arterial descenderá. No sólo eso: como los niveles de orden más alto implican integración y unidad, y a cambio implican salud, debemos sentirnos mejor en todos los demás aspectos.

Ésta es una gran cuestión. Si podemos hacer esto, entonces estamos pulverizando la medicina moderna. En lugar de estudiar las partes para obtener un total mejor, creamos un buen total y las partes regresarán a su sitio. Parece mucho más fácil.

¿Se puede hacer esto? Sí, pero se precisa un tipo de conocimiento diferente al intelectual que represente la unidad. Tenemos que ser capaces de crear unidad desde lo más profundo.

El conocimiento intelectual es más bien árido y separado de la vida. El poeta Samuel Taylor Coleridge expresó esto muy bien: «He conocido algunos hombres que han sido educados al estilo tradicional. Tenían agudeza de microscopio, pero cuando miraban las cosas más grandes, se quedaban en blanco y no decían nada».

Hay diferentes tipos de conocimiento. Se puede conocer algo de forma superficial o profunda. El conocimiento puede ser una representación abstracta, una especie de caricatura, o puede ser una amorosa identificación con su objeto, una intimidad con detalles muy sutiles. En el primer tipo, se conoce con la mente, en el segundo, se conoce con el corazón.

La mayor parte del conocimiento médico implica conocimiento de abstracciones. Este tipo de conocimiento tiene su propio valor, pero si fuera nuestro único tipo de conocimiento estaríamos empobrecidos. Se puede aceptar la verdad de una proposición sin hacer la más mínima diferencia en cómo se siente, vive o actúa una persona como consecuencia de ello. Me he encontrado a muchos filósofos que con su «agudeza visual» pueden argumentar persuasivamente la proposición A, y a la siguiente respiración, y con ecuanimidad perfecta, argumentar persuasivamente la proposición contraria, no-A. Muchos abogados hacen lo mismo y se critica a los médicos por ser demasiado «clínicos». El significado de lo que dicen no consigue obtener la más mínima impresión en ellos ni parece tener ninguna consecuencia en su vida.

La autoridad internacionalmente reconocida de la medicina general académica, el Dr. Ian McWhinney, describe tres niveles de conocimiento: el físico, el mental y el trascendental.[71]

A nivel físico, el conocimiento es sensorial. Éste es el nivel en el que normalmente actúa la medicina, el nivel del empirismo. Evidentemente, los médicos, especialmente los médicos de asistencia primaria y los psiquiatras, han de saber qué piensan y sienten sus pacientes. Éste es el conocimiento a nivel mental. Es un conocimiento subjetivo, pero importante en cualquier caso, pues nos pone en contacto con el mundo interno de nuestros pacientes.

Todas las religiones y escuelas de filosofía han reconocido el conocimiento trascendental. Es la sabiduría destilada por el tiempo, definida por Liebnitz como la «filosofía perenne», aunque durante siglos no ha sido entendida. Sobre este tipo de conocimiento, McWhinney dice: «El conocimiento a este nivel no puede ser expresado en palabras o ser alcanzado por el intelecto. Sabemos que una persona ha llegado a él porque transforma toda su persona».

El conocimiento trascendental es el conocimiento de la unidad. Al obtener el conocimiento trascendental, uno no solamente sabe *sobre* el todo, uno aprende a *ser* todo. Como dice McWhinney, éste es el conocimiento que transforma.

Muchos escritores occidentales han alcanzado la orilla del conocimiento trascendental, pero, aunque reconocen su importancia, parecen inseguros sobre cómo proceder para desarrollarlo. Para Freud era la «experiencia oceánica», pero no dio una clave para profundizar en él. Ello se debe a que durante miles de años en nuestra cultura occidental ha faltado el saber cómo obtener el conocimiento trascendental.

Afortunadamente, mientras Von Bertalanffy, Prigogene y otros llevaban a cabo su importante trabajo, un sistema más profundo pero práctico a la vez para obtener el conocimiento trascendental era revivido y presentado a Occidente. Este sistema, llamado Meditación Trascendental, fue cuidadosamente preparado y presentado por Maharishi Mahesh Yogi. Lo explicaré en el siguiente capítulo.

9. Regresar a casa

Conocimiento trascendental. El Sistema Védico Maharishi de Salud

Una mañana, durante el desayuno, Cresswell, masticando pensativamente sus cereales, piensa en cómo va a cumplir su trabajo ese día y en cómo relacionarse con Damien Stent, recién contratado por la empresa. ¡Le encantaría darle a este chico un trozo de lo que le está pasando! Vagamente, escucha a Ellen, que ha estado leyendo el periódico: «Cresswell, aquí hay un artículo que dice que 20 minutos de Meditación Trascendental, dos veces al día, es bueno para la tensión arterial. Quizá te iría bien». Estas palabras llegan a los tímpanos de Cresswell, pero lo que en realidad penetra en la esencia de Cresswell es, desde un punto de vista informativo, una señal diferente: Ellen está hablando. Sobre tensión arterial. No tiene sentido porque Ellen no sabe nada de tensión arterial. Es estupenda, Ellen, pero no técnica. ¡Meditación! ¿Y qué más? Mecánicamente, Cresswell vuelve a sus cereales. «Es interesante, querida», le dice.

La palabra «Veda» significa conocimiento. El Veda es conocimiento, guardado cuidadosamente en India por tradición oral desde hace 5.000 años. En la forma bajo la que lo encontramos, consiste en secuencias de sonidos sánscritos, meticulosamente memorizados y recitados por expertos conocidos como «Pandits» Védicos. Las familias de Pandits, en las que estos sonidos se pasan de padres a hijos, se encuentran por toda India. Con el paso de los años me he dado cuenta de que al dar a conocer el significado de estos sonidos normalmente ininteligibles, la contribución de Maharishi Mahesh Yogi significa un punto de inflexión en la evolución de los asuntos humanos. Su profunda comprensión de la tradición Védica, obtenida tras largos años de estudio con su propio Maestro Védico, le ha permitido destilar su esencia, pero su formación occidental ortodoxa y su familiaridad con la mente occidental le ha permitido presentarlo de forma eminentemente práctica y útil al tan y tan atareado hombre occidental. Cada vez se reconoce más que su trabajo le sitúa como uno de los principales científicos y doctos de nuestro tiempo.

Aunque el Veda ha sido venerado en India, su interpretación ha sido dificultosa. La traducción de los sonidos sánscritos da una serie abstrusa de palabras que se parecen un poco a la poesía. Según Maharishi, el significado es de menor importancia. Lo realmente importante es el sonido de las propias palabras. Igual que los sonidos de un ordenador que envía un mensaje por el módem tienen significado para otro ordenador, los sonidos Védicos tienen un gran significado cuando se interpretan correctamente. Según Maharishi, describen, o más bien son, los patrones fundamentales que forman el universo. Maharishi describe el Veda como el «plano maestro de la creación», una especie de manual de uso del universo. Según la tradición Védica, el Veda contiene la semilla de todos los impulsos de la ley natural que dio lugar a lo que percibimos a nuestro alrededor. En el núcleo del Veda y en el corazón del universo reside el conocimiento trascendental, el conocimiento del todo.

En esta corta explicación es difícil transmitir el verdadero significado de la percepción de Maharishi o su aplicación. El propio Maharishi ha escrito extensamente sobre la aplicación del Veda en áreas clave de la sociedad,[72, 73] y otros autores han escrito importantes comentarios.[74] Es suficiente saber que

Maharishi ha extraído del Veda una poderosa técnica que nos permite experimentar la unidad directamente. Es la técnica de la Meditación Trascendental. La Meditación Trascendental es una forma eminentemente práctica para que cualquier persona goce el fruto del conocimiento Védico sin tener que estudiar necesariamente su miríada de aspectos. A pesar de las abstracciones que hemos considerado, la técnica es bien simple, tan simple que cualquiera la puede aprender, sin importar la edad, estudios, creencias o capacidades. No requiere experiencia previa ni interés en la meditación o en el conocimiento Védico. De ahí que millones de personas disfruten de la Meditación Trascendental en todo el mundo.

Estas personas han aprendido Meditación Trascendental por diferentes motivos. La pueden haber aprendido para saber relajarse, encontrar paz interna y felicidad, disfrutar de mayor vigor y energía, rendir más en su trabajo o en el deporte, mejorar su salud, gozar de relaciones más satisfactorias o alcanzar mayor confianza y autoestima. El propósito de este libro es ayudar a bajar la tensón arterial a niveles seguros. En este sentido enfatizo la Meditación Trascendental porque, de todas las intervenciones no farmacológicas que he estudiado es, en mi opinión, la más útil y eficaz. En estudios randomizados, la Meditación Trascendental ha demostrado disminuir la presión arterial alta de forma tan eficaz como los fármacos. En realidad, hace mucho más que eso. Al crear unidad en el individuo, crea salud en un frente muy amplio. Algunas personas aprenden la técnica solamente para disminuir la tensión arterial. Ésta es una razón perfectamente válida. Entonces se sorprenden de una forma satisfactoria al encontrar que les aporta también otros beneficios. En lugar de tener efectos secundarios adversos como los fármacos, tiene efectos secundarios beneficiosos. Margot es un buen ejemplo de ello.

Margot es una asistente social de 56 años de Nueva Inglaterra que fue remitida a mi consulta por su médico de cabecera. Recientemente ha sufrido algunos trastornos estresantes relacionados con su mudanza a Nueva Zelanda. Cuando se presentó en mi consulta padecía cefaleas, pensamientos incesantes de preocupación e insomnio. Sufría frecuentes dolores de espalda desde que intentó levantar a un paciente hace veinte años, y su presión arterial estaba siempre en un nivel ligeramente elevado a pesar de tomar la dosis máxima de un fármaco antihipertensivo. Dos semanas antes de aprender Meditación Trascendental su tensión arterial era de 150/96, y cinco lecturas tomadas los meses anteriores estaban en el rango de 142-170/88-100.

Todos somos diferentes y reaccionamos de forma distinta a la experiencia de trascender el pensamiento. La reacción inicial de Margot fue notar lo que yo denomino «reacción de vacaciones», el cansancio brusco que aparece a veces cuando la gente muy ocupada consigue parar. Le animé a que realizara el máximo descanso posible. Su cuerpo descansó todo lo que le había sido negado en meses —tal vez años. En unos días, su energía regresó por encima de los niveles anteriores. «Me maravilla ver cuánto puedo hacer», dijo. «No aplazo los trabajos, ¡sino que los resuelvo todos!» Margot también notó que le era fácil levantarse de la cama. «Ya no pienso "unos minutos más".» Su sueño también mejoró. «Antes, dormir bien era la excepción; ahora lo es no dormir bien.» Una salida al supermercado era suficiente para desencadenar el dolor de espalda, pero dejó de ocurrirle. Con un poco de automasaje, conocido en el Sistema Védico Maharishi de Salud como *abhyanga*, sus cefaleas mejoraron. Una semana después de aprender Meditación Trascendental, la tensión arterial era de 146/82, después de dos semanas, 138/78 y después de tres semanas, 140/75. Con la aprobación de su médico, disminuí la dosis del fármaco a la mitad y después lo eliminé del todo. La tensión arterial, la última vez que vino era de 138/84. Y su comentario fue: «¡Ojalá hubiera conocido todo esto mucho antes!».

En las páginas siguientes intentaré explicar cómo funciona esta técnica. Cuando la intentes por ti mismo verás que es muy fácil. Te parecerá muy natural. ¡Es mucho más fácil probar una fresa que describirle el sabor a alguien!

¿Cuántos pensamientos tienes cada día? ¿Muchos? ¡Un psicólogo averiguó que tenemos unos 60.000 pensamientos cada día! (¡También dijo que el 90 por ciento son los mismos que los del día anterior!) Pero los pensamientos son indispensables para la vida. No podrías estar leyendo este libro sin una sucesión de pensamientos, ni te habrías levantado, arreglado y salido de casa esta mañana.

Mucha gente se da cuenta de que sus pensamientos son tan dominantes que ya no tienen control sobre sí mismos. Más bien sus pensamientos han tomado el control, asumen su propia dirección, su propia vida y tienen una especie de «mente propia.» Un ruidoso contingente de pensamientos determinados parece desfilar por la avenida de la mente, lo suficientemente persistente a lo largo del día, pero se convierten en irrefrenables cuando su «propietario» intenta dormir. Mucha gente sabe lo que es intentar concentrarse en el trabajo que se trae entre manos y en cambio, los pensamientos, como si tuvieran vida propia, se ocupan de otras cosas no relacionadas en absoluto. Nos gustaría estudiar un texto, o atender a una conferencia, y nos vamos «volando», pensando quizá en nuestras vacaciones. Igual que Cresswell, cuando se lo dice su mujer, nos estamos olvidando de algo importante. Cuanto más tratamos de disciplinar la mente, cuanto más intentamos mantener esos pensamientos a raya, escapan, como niños traviesos, a sus propios objetos.

Los pensamientos son parte de nosotros, pero no responden adecuadamente al todo. Hemos perdido control sobre los pensamientos; la parte ha obtenido la autonomía que solamente debe tener el todo. De nuevo, nos encontramos ante un caso de fragmentación. Lo que experimentamos en la naturaleza desobediente de nuestros pensamientos cotidianos parece ser misteriosamente similar a la pérdida de orden de alto nivel identificada en las teorías del caos del siglo XX. Podríamos llamarle «autonomía inadecuada», la parte es «demasiado grande para su talla» y asume un status que no le corresponde. Esto es una pérdida de totalidad. Perdemos nuestra propia integridad por los caprichos de las partes que denominamos nuestros pensamientos. Si lo que queremos es crear unidad, no es sorprendente que la técnica, para ello, implique de alguna manera colocarnos detrás de los pensamientos para restaurar nuestra propia autonomía. Como mencioné antes, en el Sistema Védico Maharishi de Salud, a la inadecuada autonomía que nuestros pensamientos asumen para sí mismos se le ha dado un nombre. Se llama *pragya aparadh*. Así, el pragya aparadh es lo que debemos superar.

Pragya aparadh

«Pragya aparadh» significa literalmente «error del intelecto». La función del intelecto, según Maharishi, es discriminar. Por lo tanto, es como un cuchillo que divide y fragmenta. Los cuchillos son instrumentos muy útiles. Igual que el intelecto, son solamente una herramienta. Hacemos categorías para aligerar la comunicación, a modo de taquigrafía. Pero debemos recordar que hacemos esto solamente por conveniencia, y que nuestra «visión» del mundo es, en el análisis final, arbitraria. Si a los muebles de nuestro mundo taquigráfico les atribuimos una realidad que es independiente del mundo total, estamos cometiendo un error. Los pensamientos son vitales, pero nos pueden enredar en el pragya aparadh, podemos olvidar que todo está conectado. Las cosas fluyen. Todo se une con todo lo demás; las limitaciones son todo lo fuertes que decidamos nosotros.

Pragya aparadh es más que un error intelectual, el tipo de confusión que a los filósofos les encanta debatir con sus propios oponentes. Esto no es un error superficial de un debate intelectual, es un error fundamental de percepción que nos afecta profundamente en todos los aspectos de nuestras vidas. Nos afecta tan profundamente que la Ciencia Védica contempla el pragya aparadh como la raíz que genera todas las enfermedades y sufrimientos. A este nivel sutil de funcionamiento mental se establecen las condiciones para las enfermedades.

Éste es exactamente el mismo concepto que encontramos en la teoría del caos. El universo es fluido, uno e interconectado. Cuando las partes como el corazón, o un grupo de células, o los pensamientos dejan de funcionar en conexión con el todo, entonces el escenario para la enfermedad está preparado.

¿Cómo podemos vencer el pragya aparadh? Para ello, necesitamos salir de la influencia de los límites, las categorías de pensamiento que hemos creado. Estamos tan atrincherados en estas categorías que puede parecer muy difícil salirse de ellas. Me refiero a los pensamientos de cada día. Para la mayoría de nosotros, el intelecto está ocupado, todo el rato en marcha, de una forma que para muchos está casi fuera de control.

La concentración y la contemplación no son el camino

Necesitamos algo que nos permita de alguna manera «salir» de nuestros pensamientos y vencer su dominio. Debemos convertirnos en los dueños de nuestros pensamientos. Como es el intelecto el que nos ha introducido en este problema, ¿puede el intelecto mismo sacarnos de él? Muchas personas han intentado usar sus poderes intelectuales para, de alguna manera, «imaginar que estaban fuera de sus pensamientos». Quizá tú lo has intentado. ¿Has intentado alguna vez poner la mente en blanco? ¿Fue fácil? Tal vez intentaste mantener la mente tranquila, en un solo pensamiento, o la mirada fija en la llama de una vela. ¿No fue difícil? El problema es que cuando tienes el pensamiento de «debo tener la mente en blanco», ¡ estás teniendo un pensamiento! Concentrarte en tener la mente en blanco es como intentar estirarte hacia arriba tirando de la tirilla de las botas. A esta imposibilidad mental le podemos llamar técnica de concentración. En la práctica, los ejercicios de concentración conducen a la frustración y sentimientos de insuficiencia entre los que la intentan. Esto es mala suerte, porque, según Maharishi, las técnicas de concentración son una mala interpretación de lo que significa la palabra «meditación.» Poco menos satisfactorias son las técnicas que aconsejan calmar la mente teniendo un «pensamiento bueno», como «paz», un paisaje hermoso o una experiencia agradable. Maharishi diferencia estas técnicas de «contemplación» de la meditación correcta.

Estos dos métodos de intentar liberarnos de la influencia de los pensamientos, la concentración y la contemplación, son los que aparecen en la mayoría de personas cuando piensan en la meditación. La concentración y la contemplación parecen ser enfoques lógicos y obvios. El intelecto piensa que han de funcionar. Pero cuando intentas llevarlas a cabo, se vuelven frustrantes y poco satisfactorias. En la práctica, sencillamente no funcionan.

Por desgracia, como la mayoría de personas asocian la concentración o la contemplación con la meditación, esta última se ha vuelto algo impracticable, quizá una buena idea, pero como no es muy eficaz, es de poco valor en la vida.

Tanto la concentración como la contemplación son completamente diferentes de la Meditación Trascendental. Esos métodos han sido distorsiones de nuestra manera de ver la meditación. De hecho, la capacidad para trascender el pensamiento es un proceso simple y natural inherente en todos nosotros.

Los psicólogos dicen que sólo usamos una pequeña parte de nuestro potencial mental total, tal vez el cinco o el diez por ciento. Realmente, podríamos usar mucho más. La razón por la que sólo usamos esta parte tan pequeña de nuestra mente es precisamente porque, para la mayoría de nosotros, la mente es permanentemente hiperactiva.

Maharishi compara la mente con un lago (ver figura 2). Un lago tiene un nivel activo en la superficie, pero también tiene una profundidad tranquila, silenciosa. De la misma manera, la mente tiene un nivel superficial activo, pero dentro de cada uno de nosotros hay una zona tranquila y silenciosa. Si notamos esto, estaremos experimentando nuestro estado de conciencia más simple y menos complicado. Este estado de conciencia se llama conciencia pura. Es simplemente tu «yo» en el estado más simple, menos complicado, más integrado, más «total.» Como es simplemente tú, también se le denomina el Ser.

Regreso a casa

La Meditación Trascendental nos permite zambullirnos en el «lago de la mente» y alcanzar el nivel tranquilo y silencioso de su profundidad. Aunque cada día somos conscientes de miles de pensamientos, en el nivel turbulento de la vida, de lo que normalmente no somos conscientes es de que cada uno de estos pensamientos se originó como una pequeña burbuja en el fondo del estanque. No somos conscientes de ellos hasta que llegan a la superficie. Esto sugiere un camino para alcanzar la conciencia pura, si sabemos cómo ir. Es posible, de forma natural, que la mente experimente niveles de pensamiento cada vez más finos (burbujas cada vez más pequeñas, en nuestro ejemplo), hasta que se trasciende el nivel más fino de pensamiento y la mente se abandona a sí misma, en la fuente del pensamiento, en el estado de conciencia pura. Este proceso se llama trascender, de ahí que Maharishi haya denominado a esta técnica Meditación Trascendental.

Tener cerca de 60.000 pensamientos cada día es agotador. La mente se siente atrapada entre los límites del pensamiento y la actividad incesante. Cuando se acerca al estado de conciencia pura, se libera progresivamente de esos límites. La experiencia del pensamiento se vuelve más abstracta y libre hasta que finalmente se libera completamente. En ese estado, la mente descansa profundamente y, como resultado, emerge de la meditación más plena y más fresca. La experiencia de «tocar con los pies en el suelo» que le acompaña es el resultado natural de su integración interna. Muchos lo han descrito como «regresar a casa».

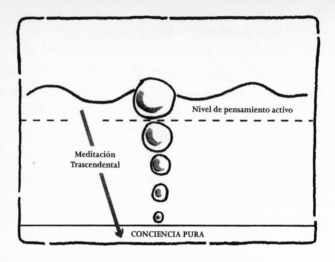

Figura 2: *Energía y felicidad*

La mente se puede comparar con un lago. Tiene un nivel activo en la superficie, pero también posee una profundidad silenciosa debajo. Ese estado mental tranquilo se denomina conciencia pura. Todos somos conscientes de los pensamientos del nivel activo, más turbulento. Somos menos conscientes de que cada pensamiento es como una pequeña burbuja que empieza pequeña y se va haciendo grande a medida que sube. Al refinar (trascender) progresivamente el pensamiento accedemos a un ilimitado campo de energía y felicidad en la fuente del pensamiento, la conciencia pura. Esta es la técnica de la Meditación Trascendental.

Pensamientos poderosos

La mente no sólo consigue un descanso profundo durante la meditación; en la experiencia de la conciencia trascendental hay una buena dosis de desenredo y reintegración. En el estado de unidad o pura conciencia, se asienta la excitación turbulenta del proceso de pensamiento. Los pensamientos que emergen después de esta experiencia son poderosos y adecuados. Son del tipo que deseamos tener, no los rebeldes que aparecían y desaparecían antes. Son los pensamientos que crearán el mundo que deseamos ver. Como son vigorosos aportan resultados. Los pensamientos poderosos conducen al éxito en la vida.

Maharishi ha comparado los pensamientos que afloran de la poderosa conciencia pura con las olas en un océano de conciencia. Los pensamientos pequeños, desconectados, son como las olas que surgen en un pequeño estanque. No pueden llegar muy lejos. Si, al repetir la experiencia de conciencia pura, aumenta la cantidad de agua, digamos hasta el tamaño de un lago, entonces los pensamientos pueden ser más poderosos. Si podemos actuar desde el gran océano de la conciencia, los pensamientos serán capaces de nutrir su base del cuerpo total del océano. Pueden actuar como grandes olas y barrer todo lo que esté frente a ellos.

Maharishi da una idea del poder que está disponible en el nivel de conciencia pura con las palabras siguientes:

La conciencia del individuo es esa área donde se ubica toda la vida. El cuerpo, la mente y los diferentes valores sutiles de la mente que se denominan intelecto, ego, etc. están contenidos en la estructura de la conciencia, el Ser.

Si sabemos cómo operar en ese nivel sutil de conciencia, sabremos cómo administrar la actividad de toda la creación. El campo de la materia y del pensamiento pueden ser manejados con precisión, y tal como deseemos, desde ese nivel de conciencia sutil que llamamos el estado más simple de la conciencia. Dado que conocemos la forma más simple de la conciencia y la dinámica de cómo funciona desde dentro de sí misma, hemos sido capaces de abrir un campo de todas las posibilidades para la vida humana.[73] La mente humana, en su estado más asentado, es un campo de todas las posibilidades.

La experiencia de la conciencia pura no es una mera idea, no es otro pensamiento entre los 60.000 del día. No es un mero estado de ánimo o emoción. La conciencia pura es una experiencia profunda del ser interno de uno, el estado básico de la mente. La mente experimenta no un pensamiento, no un estado de ánimo, no otra «cosa». Da un giro de 180 grados y ahora se experimenta a sí misma, su propia naturaleza ilimitada. La conciencia pura no es un conocimiento intelectual. No es un conocimiento que puede ser «compartimentado.» No es el conocimiento que se puede analizar durante el trabajo filosófico y se olvida en el fin de semana. Es un conocimiento que perdura. Como dijo el Dr. McWhinney, el conocimeinto trascendental es un conocimiento que transforma.

Como se podría esperar de una técnica diseñada específicamente para generar unidad, los estudios demuestran beneficios de la práctica de la Meditación Trascendental en una amplia gama de áreas, incluyendo no solamente el bienestar mental, sino también la salud física. El primer científico que estudió los efectos fisiológicos de la Meditación Trascendental fue Robert Keith Wallace. Wallace eligió para su tesis doctoral la fisiología del «cuarto estado de conciencia», la conciencia pura (los tres restantes son la vigilia, el dormir profundo y el soñar). En un libro, a finales de 1960, Wallace describió la presentación de su tesis a un grupo de investigadores y doctores en medicina, un considerable acto de valentía en la arena médica, que en ese tiempo parecía una fortaleza inexpugnable de materialismo extremo:

> Quise que la audiencia comprendiera que se trataba de un punto de inflexión en la historia de la humanidad. Convergían dos troncos de conocimiento en un principio divergentes. Por un lado, estábamos indagando en los estratos más profundos de la vida y la materia a través del enfoque objetivo de la ciencia moderna [...] En física, estábamos a punto de llegar a una única teoría unificada de

la materia y la energía —el gran sueño de Einstein. Por otro lado, a través del nuevo enfoque subjetivo de obtener conocimiento, teníamos por primera vez un medio sistemático y fiable para explorar los niveles más sutiles de nuestra conciencia.[74]

Desde el trabajo pionero de Wallace se han realizado seiscientos estudios en más de 160 instituciones de investigación en todo el mundo. Esta investigación científica, que documenta los beneficios de la Meditación Trascendental, está recogida en una serie de seis volúmenes, cada uno del tamaño de un listín de teléfonos y conocido familiarmente como los «Collected Papers».[75, 76]

Los estudios han demostrado no solamente cambios fisiológicos mesurables durante la Meditación Trascendental que la diferencian del simple descanso,[77] sino que, además, fuera del periodo de la meditación, la gente experimenta menos ansiedad,[78] mayor sensación de bienestar, mayor autorrealización,[79] acude menos al médico y a los hospitales y goza de mejor salud física.

En mi experiencia, además de ayudar a los hipertensos, he ayudado a pacientes con depresión, migraña, dispepsia, obesidad y asma, por citar algunas enfermedades, al recomendarles que aprendan Meditación Trascendental. La Meditación Trascendental también se ha usado para rehabilitar a veteranos de la guerra del Vietnam, ayudar a niños con problemas en la escuela o a alcohólicos a superar su adicción, mantener despiertos a los pilotos de aviones, y combatir el estrés en las empresas. En la industria la han utilizado empresas como Siemens o Sumitomo Heavy Industries, entre muchas otras. En Senegal y muchas otras partes del mundo se ha usado para rehabilitar a miles de ex prisioneros, mientras que en los EE. UU., donde todavía están asimilando el desastre de la escuela Colombine, las escuelas están interesadas en disminuir el estrés y la violencia usando el sistema de Maharishi de educación basada en la conciencia. Millones de personas de todo el mundo experimentan cada día la sensación de bienestar y descanso que resulta cuando la mente aprende a trascender el pensamiento.

A partir de los estudios científicos, podemos ver que la Meditación Trascendental genera salud tanto física como mental. Igual que el cuerpo sabe cómo curar una herida en el dedo cuando nos cortamos, sin que tengamos que entrar en detalles, parece que el cuerpo también sabe cómo convertirse en una unidad integrada, una vez que la mente emprende el camino al experimentar la conciencia pura.

Antes hemos deducido que si conseguimos generar la unidad, la enfermedad se desvanece igual que las sombras desaparecen cuando encendemos la luz. Y hemos comentado que eso pulverizaría la medicina actual, ya que ésta procura eliminar la enfermedad por partes. O quizá es mejor decir que sería como poner la medicina en su posición correcta. Abordar las enfermedades una a una es como regar las hojas y ramas de un árbol boca abajo. Es mucho mejor ir directamente a la raíz (ver figura 3).

Algunas personas no pueden llegar a imaginar alcanzar el profundo estado de la conciencia pura. Piensan que su mente es tan activa que no serán capaces de aprender bien la Meditación Trascendental. ¡Sería una técnica defectuosa si uno tuviera que relajarse antes de empezar! Como dice Maharishi, si puedes correr puedes caminar. La capacidad de caminar está inherente en la capacidad de correr. Si la mente va corriendo, entonces debe ser capaz de disminuir la velocidad e ir caminando. Si puedes pensar, puedes trascender el pensamiento. Verás que el proceso es tan natural para ti como el agua descendiendo por una bajada.

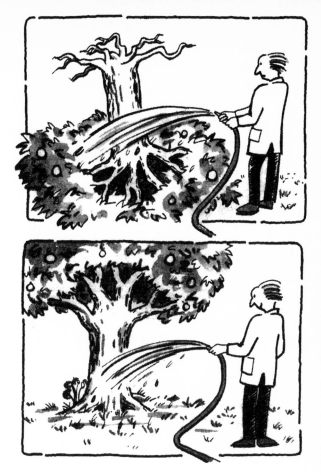

Figura 3: El cuidado de la salud boca abajo

La raza humana es como un gran árbol desarraigado, con sus raíces al aire. Debemos plantarnos de nuevo en el universo.
D. H. LAWRENCE

Riega la raíz para saborear el fruto.
MAHARISHI MAHESH YOGI

Tratar las enfermedades una a una es como regar las hojas y ramas de un árbol boca abajo. Podemos generar salud más fácilmente atendiendo a la conciencia pura, el campo más fundamental de la vida. Entonces mejoramos todos los aspectos fisiológicos, presión arterial incluida.Plantados de nuevo en el universo, disfrutamos del equilibrio y la unidad de la vida.

Mucho del trabajo científico sobre el efecto de la Meditación Trascendental en la tensión arterial ha aparecido en el contexto de la investigación sobre el estrés. El concepto de estrés, aunque menos poderoso en este campo que la idea de conciencia pura, es, de alguna manera, la respuesta de la medicina al reductivismo. El término fue acuñado por el Dr. Hans Selye, un eminente médico canadiense. Selye explica que siendo un joven estudiante de medicina, asistió a una serie de casos clínicos. Uno a uno, los pacientes eran presentados y descritos por el profesor, cada uno con un conjunto diferente de síntomas y diagnósticos distintos. Pero a Selye le sorprendió algo que el profesor ni siquiera mencionó. Cada paciente, pensó Selye, *parecía enfermo*. Tomando el término de la ingeniería, Selye decidió bautizar a este denominador común de los pacientes con el término «estrés». Él, y posteriormente otros, ha examinado con gran precisión las características bioquímicas y fisiológicas de los animales y los humanos bajo condiciones de estrés.[80] A estos cambios que se producen Selye les llamó Síndrome General de Adaptación.

En una profesión perdida entre las estrechas miras del reductivismo, una terminología que describiera un denominador común entre las personas enfermas fue revolucionaria. La palabra «estrés» (aplicada a la gente) captó la mente del público y pasó rápidamente a formar parte de nuestro lenguaje cotidiano.

Selye describió tres estadios en el Síndrome General de Adaptación. El primero, llamado reacción de «huida o lucha», incluye la producción aguda de adrenalina por el cuerpo con aumento de la frecuencia cardiaca y redistribución del flujo sanguíneo hacia el corazón, el cerebro y los músculos. Éste fue, tal vez, el estado de Cresswell Jones cuando acudió a su médico, al principio de este libro. Es muy fácil que aumente la presión arterial en esas circunstancias. El segundo estadio es el de la resistencia, en el que la reacción aguda descrita antes disminuye y el organismo parece haberse adaptado al estímulo estresante. La presión sanguínea sigue elevada en muchas personas que se encuentran en ese estado. Cualquier otro estímulo estresante durante el segundo estadio será encajado con menor éxito. El organismo ha perdido adaptabilidad. Ya no es ligero y si está expuesto al estrés de forma crónica, puede perder su capacidad adaptativa y desembocar en el tercer estadio, que es el de «agotado».

Para una persona, un estímulo puede ser el desencadenante del estrés, mientras que para otra puede ser una oportunidad. Si dos personas van a hacer puenting, una puede reaccionar con miedo mientras que a la otra le puede gustar el «bzzzz». Uno de mis pacientes confesó que, antes de aprender Meditación Trascendental, el semáforo rojo era para él como un «insulto personal». Ahora, cuando se encuentra el semáforo en rojo es el momento para conectar el radiocasete y escuchar música. La luz roja sigue siendo luz roja, pero ha conseguido convertir lo que era un estímulo estresante en un beneficio.

La dificultad en «estandarizar» las reacciones de la gente al estrés hizo difícil definir con precisión la relación entre estímulo estresante (un evento cotidiano estresante) y estrés (la reacción de la persona ante tal evento). Todos reaccionamos de forma muy diferente. Así, la relación entre la pérdida del cónyuge o la pérdida de empleo, por ejemplo, y la hipertensión mantenida ha sido difícil de probar. Los datos de Framingham estudiados durante un periodo de veinte años demostraron que los hombres de edad media con niveles altos de ansiedad tenían mayor riesgo de padecer hipertensión, pero esto no parecía poder aplicarse a las mujeres.[81] Estos datos sugirieron que tal vez las mujeres tienen mejores «mecanismos sociales de apoyo» que les permite afrontar más fácilmente las situaciones que desencadenan ansiedad.

Sin embargo, como hemos visto, las poblaciones no industrializadas no experimentan aumento de la tensión arterial cuando envejecen. La idea de que esto podría suceder porque tienen una vida menos estresada y más feliz sugirió otra línea de investigación. En Italia se llevó a cabo un estudio muy interesante. Estudiaron a 144 monjas que pertenecían a una orden monástica de clausura y compararon su tensión arterial con 138 compañeras seglares que vivían en la sociedad como amas de casa. Mientras que la presión arterial de estas últimas aumentó a lo largo de los años, la de las hermanas, no. Los investigadores concluyeron que «se puede evitar el aumento de la presión arterial en mujeres mayores de veinte años viviendo en el medio ambiente de un monasterio libre de estrés caracterizado por el silencio, la meditación y el aislamiento de la sociedad».[82]

Para la mayoría de nosotros no nos es posible aislarnos de la sociedad, y no es difícil imaginar el efecto que nuestra sociedad estresada y fragmentada tiene sobre nuestra presión arterial. Un reciente estudio de la Escuela de Salud Pública de la Universidad de Michigan encontró una relación entre la falta de esperanza y la hipertensión arterial.[83] El estudio de 616 hombres de edad media demostró que los que padecen sentimientos de falta de esperanza (definidos como el sentimiento de futilidad y expectativas negativas de futuro) tenían tres veces más tendencia a desarrollar hipertensión que los hombres que no tenían estos sentimientos. Cada vez se acepta más que la rabia también se asocia a la hipertensión. Una persona puede no parecer colérica, pero en realidad puede estar reprimiendo su frustración y su rabia, aunque no lo reconozca. Se sabe perfectamente que una explosión de furia puede aumentar la presión arterial de forma aguda y parece probable que la inhibición de la rabia, a largo plazo, contribuye a la elevación crónica de la presión arterial.[84]

Como hemos mencionado, la explicación fisiopatológica habitual de la hipertensión arterial es que el estrés aumenta la actividad del sistema nervioso simpático (reacción de huida o lucha) que actúa sobre el corazón aumentando su frecuencia cardiaca y sobre las arteriolas aumentando la resistencia periférica a la circulación sanguínea, y sobre el sistema renina/angiotensina. Ello aumenta la tensión arterial, por lo menos en los primeros estadios de la hipertensión. Entonces el cuerpo se vuelve a poner en marcha partiendo de un mayor nivel de presión arterial y la situación se perpetúa.

¿Cómo podemos revertir esta situación? Existen muchas «técnicas de control del estrés» que procuran recuperar una vida libre de estrés. En general, si evaluamos el promedio de sus resultados, podemos decir que conducen a resultados equívocos sobre la presión arterial. Un estudio demostró que no son mejores que las técnicas placebo.[85] Desgraciadamente, este estudio se trataba de un meta-análisis en el que los resultados de grandes técnicas de control del estrés (incluyendo la Meditación Trascendental) se agruparon y se analizaron juntos. Se consideró que una técnica de control del estrés es tan buena como cualquier otra. Esto confunde, ya que la mayoría de técnicas analizadas eran del tipo «contemplación» o «concentración» que ya hemos diferenciado con precisión. Otros análisis han demostrado que la Meditación Trascendental (respaldada por Selye al final de su carrera) sobresale por encima de las demás técnicas de control del estrés.[86]

¿Por qué es la Meditación Trascendental tan eficaz para combatir el estrés, mientras otras técnicas no lo son tanto? Aquí debemos volver a nuestra consideración sobre la conciencia pura. A pesar de que la Meditación Trascendental es un técnica de control del estrés muy eficaz, como hemos visto, éste no es su propósito principal, ni es el marco adecuado para describir sus efectos. El propósito de la Meditación Trascendental es permitir a la persona trascender el mundo fragmentado de pensamientos y experimentar la paz interior profunda de la conciencia pura. Mientras otras técnicas quieren crear relajación y disminuir el estrés, éstos son meros efectos derivados de la Meditación Trascendental. El cuerpo y la mente están íntimamente conectados y a medida que nos familiarizamos con la experiencia de la conciencia pura la fisiología refleja dicha experiencia. Supone un tipo de funcionamiento físico más integrado de forma que las partes del cuerpo empiezan a funcionar de acuerdo unas con otras. En poco tiempo, el cuerpo está más sano. Éste es un fenómeno tan genuino que puede demostrarse con mediciones fisiológicas estándar. Al crear salud, el estrés simplemente desaparece.

Además de la investigación científica, tal vez el ejemplo más ilustrativo de la capacidad de generar salud de la Meditación Trascendental es su grado de aceptación médica. Treinta años de investigación científica que documenta sus beneficios han facilitado que miles de médicos practiquen Meditación Trascendental. Muchos más la recomiendan a sus pacientes. En la mayoría de países se han formado grupos de médicos que promueven el uso de la Meditación Trascendental en sus vidas profesionales y en las de sus colegas. En Holanda, desde finales de la década de 1980 algunas compañías de seguros ofrecen reducciones sustanciales en los precios de los seguros de vida (hasta el 40 por ciento en algunos casos) a la gente que practica Meditación Trascendental. En algunas partes de Gran Bretaña, si el médico de familia prescribe la práctica de la Meditación Trascendental por razones médicas, la persona la puede aprender gratis, a cargo de la Seguridad Social.

Empezamos la parte tres de este libro con una «búsqueda del bienestar» y vimos que era insatisfactorio recomendar un tratamiento basado en los datos de una población, excepto si ayudaba a la persona en su totalidad y, por lo tanto, no causaba ningún daño. Averiguamos que los fármacos eran inaceptables ya que sólo actúan en una pequeña parte de la persona, la parte conectada con la producción mecánica de presión arterial. También vimos que la Meditación Trascendental es un buen candidato para nuestros propósitos, porque crea unidad, y a continuación disminuye la tensión arterial como consecuencia de ello. En el siguiente capítulo examinaremos más de cerca la literatura científica que documenta el efecto de la Meditación Trascendental sobre la presión arterial. Entre tanto parece que Cresswell Jones está a punto de expandir sus horizontes.

Jones se halla en la ferretería buscando un alambre para cercas y postes tensores. Necesita material decente para evitar que se escape la llama. Cuando se acerca al mostrador para pagar se encuentra con la persona familiar y pesada de Michael O'Shaunessy caminando afablemente hacia él. O'Shaunessy tiene un buen trabajo en el ayuntamiento como inspector de edificios. Los dos pertenecen al Rotary y hablan de vez en cuando. O'Shaunessy tiene un amplio círculo de amigos y vive bien. Siempre parece feliz, cree Cresswell. No importa lo que suceda, siempre tiene la sonrisa en la cara. No cree que tenga la tensión arterial alta. Qué pena el resfriado. Realmente debería dejar de fumar. Se ha de relajar más que yo. «Hey Cresswell», dice O'Shaunessy. «¡Tengo lo que necesitas! Siempre estás estresado. ¡Mi mujer está practicando esta meditación! Le dije que yo también iría, para hacerle compañía. Además es más barato si vamos los dos. Oye, ¿por qué no vienes tú también? La charla es este viernes. ¡No tienes nada que perder!» En algún lugar de los profundos huecos del preconsciente de Cresswell, una canica rueda lentamente por su surco, da un suave codazo a su vecino que responde iluminando una pequeña bombilla. ¡Meditación! Otra vez esta palabra. Daphne ya la nombró esta mañana. Algo de una amiga suya que decía que estaba muy bien. Primero Ellen, después Daphne y ahora Mike O'Shaunessy. «¿Cómo la has conocido?», le pregunta. «Ah, por el periódico», dice Mike. «Había un artículo extenso el pasado martes. Mucha gente la practica. Hay uno o dos jugadores de fútbol y miembros del equipo de cricket...» «¿Has dicho jugadores de fútbol? ¿De verdad?» «Sí, y médicos y profesores de todo tipo.» Cresswell echa una mirada por la tienda para asegurarse de que no hay nadie escuchando. Todos parecen absorbidos en sus propias cosas. «De acuerdo Mike», le dice. «Iré, pero sólo por curiosidad.»

10. La prueba del pudding

Tanto si tienes riesgo de sufrir una apoplejía como si no, de la Meditación Trascendental siempre te puedes beneficiar. Por esta razón, desde una perspectiva de salud, la Meditación Trascendental, es una buena estrategia para la población, igual que lo es aconsejar a la gente que deje de fumar o que haga más ejercicio. De manera que vemos en la Meditación Trascendental una intervención que cumple todos los requerimientos en nuestro plan para escapar del dilema epidemiológico.

El Estudio Randomizado Controlado (ERC), aunque nos da poca información sobre las personas, puede aportar información excelente sobre poblaciones. El ERC es la herramienta útil para evaluar los resultados de una intervención sobre la población. Muchos estudios que han investigado los efectos beneficiosos de la Meditación Trascendental han utilizado el ERC.

Estos estudios son difíciles de organizar, precisan tiempo y gente con experiencia, y son caros. Normalmente los llevan a cabo empresas farmacéuticas, pues son de las pocas organizaciones que los pueden costear. Los otros caminos posibles son la universidad, el gobierno y subvenciones privadas. Con loable cuidado y propósito firme, un grupo de científicos dirigidos por el Dr. Robert Schneider ha sido capaz de adquirir recursos del gobierno estadounidense para llevar a cabo estudios en los que personas a quienes se les asigna la práctica de la Meditación

Trascendental se comparan con personas a quienes se les ha asignado otras técnicas de «control del estrés».

El grupo del Dr. Schneider ha colaborado con otros científicos que trabajan en el campo de la investigación cardiovascular, y ha sido extremadamente activo. Sus resultados son muy interesantes. Junto con su colega, el Dr. Charles Alexander, el Dr. Schneider estudió los efectos de la Meditación Trascendental sobre la hipertensión en 127 afroamericanos de ambos sexos y edades comprendidas entre los 55 y los 85 años, en Oakland, California. A los participantes se les asignaba aleatoriamente la práctica de la Meditación Trascendental, otra técnica de relajación conocida como «relajación progresiva», o el consejo no farmacológico tradicional que intentó Cresswell Jones anteriormente (y echaba de menos). Después de tres meses, el grupo de Meditación Trascendental, comparado con el grupo del «consejo tradicional», disminuyó la presión arterial sistólica en 10.7 mm Hg de promedio ($p < 0.0005$) y la presión arterial diastólica en 6.4 mm Hg ($p < 0.0005$) —igual que se podría esperar de un fármaco. El grupo de relajación progresiva tuvo presiones arteriales más bajas que el grupo de «consejo tradicional», pero sólo consiguió la mitad de lo que logró el grupo de la meditación (ver figura 4).[87]

Vimos antes que los médicos están intentando identificar subgrupos de mayor riesgo en la población hipertensa, fumadores o diabéticos, por ejemplo, para tratarlos preferentemente. ¿Podría suceder que la Meditación Trascendental sólo ayuda a descender la tensión arterial a algunas personas, tal vez a las que no tienen riesgo elevado? Para responder esta pregunta se llevó a cabo un análisis posterior de los datos. Y se encontró que la Meditación Trascendental es igualmente eficaz para reducir la presión arterial en sujetos con el riesgo más alto de padecer enfermedad cardiovascular, incluyendo a los que tienen niveles altos de tabaquismo, consumo de alcohol, obesidad, consumo de sal y sedentarismo. El grupo de Meditación Trascendental también mostró mejoras en cómo percibían su propia salud, aislamiento social y rabia comparado con otros grupos.[88]

Presión arterial más baja

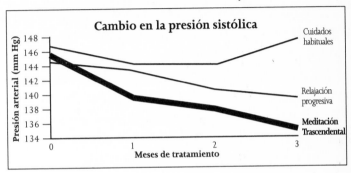

Figura 4: Tan buena como un fármaco, pero mejor

A diferentes personas se les asignó la Meditación Trascendental, la relajación progresiva, o los consejos habituales sobre dieta y estilo de vida durante tres meses. El grupo de Meditación Trascendental tuvo una mayor disminución de la tensión arterial, tanto sistólica (mostrada aquí) como diastólica. La mejora de la presión arterial con la práctica regular de Meditación Trascendental se pudo comparar con la de los fármacos, solamente que sin sus peligrosos efectos adversos.

No podemos sobrevalorar el resultado de estos estudios. Demuestran que la Meditación Trascendental disminuye la presión arterial de forma tan eficaz y fiable como los estudios de control de tratamiento farmacológico. Para cumplir nuestros criterios de escapar mentalmente del bombardeo con fármacos vimos que necesitamos una intervención que sea tan eficaz como los fármacos, con buena relación coste/beneficio, segura y al alcance de todos. La eficacia de la Meditación Trascendental ha sido demostrada. El gasto que implica su enseñanza es una pequeña fracción del coste de tomar fármacos durante toda la vida y además tiene una amplia cantidad de beneficios sobre la salud, de los que hay evidencia, incluyendo estudios que demuestran que los practicantes necesitan acudir menos al médico que los que no la practican.[89] La Meditación Trascendental tiene por lo tanto buena relación coste/beneficio, y se encuentra en la mayoría de ciudades de todo el mundo (ver anexo en la página 276-277). Por lo tanto, cumple nuestros objetivos, no sólo teóricamente, sino también en la práctica. En la inmensa mayoría de circunstancias no necesitamos tomar fármacos. Tenemos una alternativa contrastada que no solamente disminuye la tensión arterial, sino que además nos hace sentir mejor.

¿Recuerdas que muy poca gente acaba tomando la medicación antihipertensiva? En cambio, el cumplimiento de la Meditación Trascendental en aquel estudio fue de un impresionante 97 por ciento. La gente desea practicar sus sesiones de Meditación Trascendental. Los que tuvieron la suerte de ser incluidos en el grupo de Meditación Trascendental estaban entusiasmados. Una persona dijo: «Yo siempre creí que me relajaba en casa, ¡pero descubrí que existe el arte de la relajación! ¡Fue fantástico! Sentí cómo desaparecía todo el estrés». Todos los participantes refirieron que preferían la meditación a la medicación. Solamente se quejó una señora porque su médico no le había hablado de la Meditación Trascendental anteriomente. Su consejo fue: «Dile a tu médico que te aconseje la Meditación Trascendental. Ésta es mi pastilla, la mejor pastilla que uno puede tomar». ¡Cuando finalizó el programa, los participantes se reunieron y pidieron que continuara el estudio!

El Dr. Charles Alexander, un psicólogo de la Universidad de

Harvard que coordinó el estudio, comentó: «Como psicólogo fue interesante observar que la gente antepuso la práctica de la Meditación Trascendental. Para este grupo, el modelo médico occidental no tenía mucho interés. Entendieron el valor de esta técnica y cuánto les había ayudado en su vida».

¿Cómo disminuye la tensión arterial la Meditación Trascendental? Si la hipertensión es el resultado de una sobreestimulación del sistema nervioso simpático a causa del estrés, podemos pensar que la Meditación Trascendental conduce el sistema nervioso simpático a un estado menos agitado. Trabajos recientes sugieren que ésta es la explicación. Un tono simpático menor relaja las arteriolas produciendo una menor resistencia periférica al paso de la sangre (en nuestra analogía, es como separar el dedo del extremo de la manguera), y por lo tanto disminuye la presión arterial. En un estudio realizado a 32 adultos sanos, 18 de los cuales practicaban la Meditación Trascendental desde hacía tiempo, se pidió a los que no meditaban que cerraran los ojos y que «se relajaran tanto como pudieran» durante 20 minutos, mientras que a los meditadores se les pidió que practicaran 20 minutos de meditación. Los meditadores tuvieron una disminución media de la tensión arterial sistólica de 3 mm Hg, comparados con un aumento de 2 mm Hg de los no meditadores. La «resistencia periférica total» —una medida de la resistencia de la sangre dentro de las arteriolas— disminuyó significativamente en los meditadores, alrededor de un 6,5 por ciento comparado con el aumento del 1,6 por ciento del intento de relajarse de los no meditadores.[90]

Como hemos visto, la hipertensión es una causa principal de enfermedad cardiovascular. Si la Meditación Trascendental puede disminuir la tensión arterial de forma tan eficaz, y además mejorar otros factores de riesgo,[91] ¿podríamos esperar menos muertes por enfermedad cardiaca y, por extensión, menos muertes por cualquier otra causa, si estudiásemos a los practicantes de Meditación Trascendental durante un largo periodo de tiempo? El Dr. David Orme-Johnson ha seguido a 2.000 practicantes de Meditación Trascendental en Iowa durante un periodo de cinco años y ha visto que éstos acudieron a su mutua de salud la mitad de veces que los otros clientes asegurados. Mientras que aproximadamente 10 de cada 1.000 personas que no practican Meditación Trascendental le consultaron por enfermedad cardiaca, menos de 2 de cada 1.000 del grupo de meditadores le consultaron por ese motivo, una reducción significativa, y además las consultas fueron menores también en las demás categorías de enfermedades.[92] Éste fue un estudio observacional. Tal vez podría pensarse que los sujetos fueron «autoseleccionados», en el sentido de que, por alguna razón, solamente aprendieran Meditación Trascendental las personas que no fueran a tener una enfermedad cardiaca. Por ello, era necesario un estudio en el que los sujetos fueran distribuidos aleatoriamente al grupo de Meditación Trascendental y al de otras técnicas, y fueran evaluados durante un largo periodo de tiempo. Esto ya se ha hecho. Y los que practicaban Meditación Trascendental tenían un riesgo significativamente menor de muerte tanto por enfermedad cardiovascular como por cualquier otra causa en un grupo de afroamericanos seguidos durante 5 años.[93] La reducción del riesgo relativo fue del 68 por ciento. En otra población estudiada durante 15 años, de entre los cuales algunos fallecieron de enfermedad cardiaca, la supervivencia media en el grupo de Meditación Trascendental fue significativamente más larga que en otros grupos (11,4 años en el grupo de Meditación Trascendental comparado con los 9,91 años de los otros grupos).[94]

En la literatura científica, cada vez van apareciendo más estudios que confirman los beneficios cardiovasculares de la práctica de la Meditación Trascendental. De la Universidad de Westminster en Londres procede el hallazgo de que la Meditación Trascendental alivia el síndrome X cardiaco. En el síndrome X cardiaco el paciente experimenta dolor anginoso y rinde muy poco en las pruebas de esfuerzo. Los síntomas pueden imitar la angina inestable y conducen a realizar pruebas caras y admisiones hospitalarias. También afectan a la calidad de vida del paciente, a su autoestima y a su situación laboral. En ese estudio piloto, los investigadores encontraron que la práctica regular de Meditación Trascendental hizo disminuir la frecuencia de episodios de dolor anginoso en más del 50 por ciento, la duración de los episodios decreció de forma palpable, y la práctica de ejercicio mejoró después de tan sólo tres meses de práctica de Meditación Trascendental.[95]

Un interesante Estudio Clínico Randomizado de la Universidad de Drew en los EE. UU. publicado recientemente en el American Heart Association Journal, «Stroke», sugiere que la simple práctica de Meditación Trascendental revierte la aterosclerosis. La aterosclerosis consiste en el estrechamiento arterial que, como hemos visto, está detrás del dolor anginoso, el infarto de miocardio y la apoplejía. Con la ayuda de un ecógrafo, los investigadores estimaron de forma muy exacta la cantidad de sustancias grasas acumulada en la pared de la arteria carótida de los participantes midiendo el espesor de la arteria (el espesor de las capas media e íntima, o EMI). Sesenta sujetos hipertensos afroamericanos fueron distribuidos aleatoriamente en el grupo de la Meditación Trascendental o en el del tratamiento habitual. Los cambios fueron impresionantes. Después de un tiempo de estudio de siete meses de media, los asignados al grupo de Meditación Trascendental tuvieron una disminución de 0,098 mm en el EMI (de la pared arterial), mientras que el grupo de tratamiento habitual mostró un aumento de 0,054 mm. Puede parecer que éstas no son grandes diferencias, pero basándonos en estudios previos, representan una reducción significativa en el riesgo de padecer una apoplejía. Ésta es la primera vez que una técnica mental ha demostrado tener un efecto físico sobre las arterias.

Aunque se han centrado en la enfermedad cardiaca, los científicos del centro del Dr. Schneider también han percibido mejoría en otros campos. Sus colaboradores de Chicago están realizando un estudio preliminar sobre el hallazgo de que la muerte por cáncer entre los meditadores es de un 50 por ciento menor que en los grupos control. Para el Dr. Schneider, el fin último de su centro es «crear una sociedad libre de enfermedad». ¿Una meta ambiciosa? Quizás no, si recordamos que la Meditación Trascendental genera salud. Crear salud, en lugar de luchar contra las enfermedades, una por una, es un trabajo más fácil.

Recientemente el grupo recibió una subvención de 8 millones de dólares para establecer un Centro de Medicina Natural y Preventiva, que dependerá del Instituto Nacional de Salud y que ha sido seleccionado como uno de los mejores centros de investigación de medicina «complementaria» de los EE. UU.

Basándonos en este trabajo, ¿podemos afirmar que si uno aprende Meditación Trascendental tiene la *garantía* de que nunca tendrá un infarto de miocardio? La respuesta debe ser no, por las razones que expusimos al estudiar las limitaciones de los estudios estadísticos. Aunque el *riesgo* de sufrir un infarto de miocardio será muy bajo, no se puede establecer una norma basada en esos estudios. Éstos evidencian que, si eres como la mayoría de la gente, tienes la misma posibilidad de disminuir la tensión arterial después de tres meses de práctica regular de Meditación Trascendental, igual que si tomases un fármaco —pero sin sus efectos secundarios— y, por lo tanto, el *riesgo* de sufrir un infarto de miocardio será significativamente más bajo. También hay otra gran diferencia a favor de elegir la Meditación Trascendental en lugar de los fármacos. Si un determinado fármaco no te funciona, lo más probable es que nunca lo haga. Estás en el 40 por ciento de «no-respondedores». En cambio, en mi experiencia, nadie es no-respondedor en Meditación Trascendental. Casi todo el mundo obtiene beneficios de uno u otro tipo en los primeros días, y los beneficios son acumulativos con el paso del tiempo. Como la Meditación Trascendental genera salud en un frente amplio, si no disminuye la presión arterial inmediatamente, el consejo es «¡sigue creando salud!». Si tu tensión arterial no responde inmediatamente es porque primero han de mejorar otros aspectos de tu vida. Podrás notar más energía en el trabajo o una relación mejor con tus hijos. El proceso natural es que llega un momento en el que la presión arterial regresa a valores normales.

11. Cresswell mueve pieza

Antes de la charla informativa sobre la Meditación Trascendental, Cresswell sufre un ataque importante de desánimo. ¿Dónde se va a meter? ¿Meditación? ¿Esto significa camas? ¿Sandalias? ¿Vivir en una cueva? Cuando Mike y Shirley pasan a recogerle para ir a la conferencia casi alega un dolor de cabeza. El Dr. Feldstein no había descartado la idea, después de tener el coraje de preguntarle sobre ello. «No sé por qué tendría que hacerte daño, chico» fue su respuesta profesional, y siguió explicando que parece ir muy bien a algunas personas, que incluso uno o dos de sus colegas la estaban practicando. Si el Dr. Feldstein estaba satisfecho con ella, entonces quizá estaba bien. «¿De verdad crees que es una buena idea?», preguntó a Mike. «Has de venir. Cuento contigo como soporte moral», le respondió hábilmente. De manera que fueron. Shirley expectante, Mike contento pero cauto, y Cresswell francamente nervioso. Al entrar en la sala donde iban a dar la conferencia, Cresswell ve que no hay ni camas ni inciensos a la vista. Tan sólo una cómoda sala de conferencias, un gran centro de hermosas flores y una audiencia igual que el tipo de personas con las que trabaja durante la semana. Ciudadanos decentes y trabajadores. Una amplia gama de jóvenes y mayores. Sonríe y saluda con la cabeza a un antiguo compañero de la escuela. También identifica a un conocido psicólogo, un famoso deportista, algunas mujeres mayores que evidentemente han venido a hablar, un joven tal vez estudiante universitario, un comerciante con tejanos y aspecto de bohemio, el director y un grupo de ejecutivos de un almacén, y a uno de sus clientes. Un hombre de aspecto fresco, de unos cuarenta años, bien arreglado, se presenta como Aaron y empieza a preguntarles cómo conocieron la Meditación Trascendental y qué les ha atraído de ella. Mucha gente de la audiencia conoce a alguien que ya practica la Meditación Trascendental. Algunos han visto un anuncio en la televisión. Tienen diversos motivos para venir. El director busca un sistema para mejorar su eficacia y, como Cresswell, para disminuir la tensión arterial. El psicólogo piensa que podría entender mejor a sus clientes si su mente estuviera más clara. La mujer del carnicero sufre de migraña, y las mujeres mayores buscan algo para mejorar la memoria y dormir mejor. El estudiante quiere concentrarse cuando estudia y el comerciante dice que busca paz interna y algo de sentido en la vida.

Aaron sigue: «La Meditación Trascendental es una técnica sencilla y natural que permite a la mente experimentar estados de pensamiento cada vez más finos. El proceso del pensamiento se trasciende y quedamos abiertos a nosotros mismos, a nuestro Ser o, como se le llama, la conciencia pura».

Cresswell se pregunta qué es la conciencia pura, pero cree que el hombre lo explicará en su momento. Decide escuchar.

«Cuando empiezas a practicar Meditación Trascendental, te sientas, cierras los ojos y empiezas una técnica sencilla. De forma espontánea, la mente empieza a calmarse. A medida que hace esto, el cuerpo también se calma y uno experimenta un profundo estado de relajación. Los investigadores han demostrado que mientras estás meditando la fisiología cambia profundamente hacia un gran descanso. Disminuye el consumo de oxígeno, la respiración se ralentiza y disminuye la producción de hormonas como las del estrés, el cortisol y la prolactina.

»Regresas del estado de meditación sintiéndote refrescado y revitalizado. La experiencia después de la meditación es como después de dormir. ¿Cómo es el día después de un buen sueño profundo? La gente se siente bien, el trabajo resulta más fácil, el mundo es un sitio más bueno y feliz. En cambio, el día después de dormir mal, los problemas abundan, sin saber por qué. Esto es porque el descanso es la base de la actividad.»

Aaron sigue con su conferencia y a Cresswell le gusta lo que oye. Aaron esboza el curso de instrucción, que implica otra charla corta, una entrevista personal, una instrucción individual y cuatro clases en grupo cada una de media hora, las tres primeras después de la instrucción individual. Cresswell consulta con su agenda y ve que se las puede arreglar para ir a las clases. Éste es el primero de tres requerimientos para el curso. El siguiente con el que no tiene problema es no tomar marihuana los 15 días antes del curso, aunque percibe que el comerciante se apunta para un curso posterior. El profesor explica que este requerimiento es una cuestión fisiológica, pues la marihuana y otras drogas pueden dejar un residuo que interfiere en el proceso de trascender. Cresswell también descubre que la Meditación Trascendental se enseña por una ONG educativa y que le piden una cantidad de dinero para empezar el curso. Él piensa que se ha de pagar la organización de alguna manera. Parece que se ofrece mucha información y, como indica su profesor, una vez se ha aprendido la técnica, la práctica es gratis para el resto de la vida. Cresswell piensa que será una buena inversión. Parece que la Meditación Trascendental no sólo le ayudará a disminuir la tensión arterial sino que le ayudará a tener paz mental, claridad de pensamiento, mayor capacidad de concentración, alivio de su insomnio y le ayudará a usar sus capacidades latentes. ¡No está mal si consigue todo esto! Cresswell decide animarse. Se inscribe a un curso de aprendizaje.

12. La mejor medicina

Cresswell y los métodos convencionales no farmacológicos

El curso de Cresswell no empieza hasta dentro de dos semanas. Mientras tanto quiere hacer todo lo posible por mejorar. Hombre consciente, se ha quedado entre los que difícilmente intentan recuperar su salud. Regresa a casa de su actividad nocturna, gris y exhausto, y le dice a su esposa Ellen lo bien que se encuentra. Ella intenta no recordar la triste historia del médico de su vecino, que era especialista en medicina deportiva hasta los 43 años y, sorprendentemente, tuvo un infarto de miocardio cuando corría por el parque. Jones ha dejado de tomar sal por completo. La comida ahora no tiene sabor y es poco apetecible. Pero le dice a Ellen que la prefiere así. Ha perdido peso —algún kilo, pero tampoco estaba tan obeso. Le han dicho que un vaso de vino es bueno para el corazón, pero en el pasado tuvo la tendencia de ser demasiado indulgente con el alcohol, y también ha oído que el alcohol le puede dañar el hígado y subir la tensión arterial, que no tome leche ni derivados lácteos, pero, ¿no necesita calcio para los huesos? Los consejos que le han dado son confusos y algo contradictorios.

La dieta y el estilo de vida juegan un papel importante en el origen de las enfermedades más importantes de nuestra sociedad. El Sr. Jones está bien motivado, pero no parece que obtenga muchos resultados. ¿Qué hace mal?

Aquí tenemos que considerar la segunda y tercera maneras de evitar la tiranía de la terapia con fármacos. La primera era seguir la estrategia médica de hacer una «recomendación general», pero asegurándonos de que tal recomendación no era en detrimento de nadie. Vimos que la Meditación Trascendental lo cumplía. En cierto sentido, el trabajo ya está hecho, podemos disminuir la presión arterial de forma fiable. Por lo menos sabemos que podemos hacerlo en una población, pero ¿qué sucede si has aprendido Meditación Trascendental y duermes mejor, y tu vida familiar ha mejorado, pero la presión arterial no lo ha hecho? Al final del capítulo anterior dijimos que «hay que generar salud». Esto está bien y es bueno, pero ¿no hay ninguna manera para que suceda de forma más rápida? Recuerda que nuestra segunda estrategia era dar a cada persona exactamente el tratamiento que necesita para disminuir la tensión arterial. Mientras la Meditación Trascendental va realizando el trabajo de fondo, generando la fisiología integrada de la que obtendremos la presión arterial adecuada, quizá podemos ir haciendo algo más mientras tanto, algo hecho únicamente a nuestra medida. Esto atañe a la dieta y al estilo de vida, pero no exactamente como Creswell Jones lo ha hecho.

En 1989 cuatro hombres embarcaron en el puerto de Auckland en Nueva Zelanda hacia Fiji en un pequeño trimarán, el *Rose Noelle*. La mayoría tenía poca experiencia en navegación y confiaba en la gran experiencia de su patrón. Tres días después de zarpar les pilló una terrible tormenta. Cuando parecía que se había calmado, ocurrió lo impensable. Su embarcación, normalmente con muy buena estabilidad, volcó y tuvieron que aferrarse al casco parcialmente sumergido en el frío Océano Pacífico invernal. Por la noche se amontonaron en la única sección seca que quedaba, un compartimento de 50 cm de alto del tamaño de una cama doble. El equipo de salvamento abandonó la esperanza de encontrarlos. Lo que sigue es una de las historias más hermosas de la supervivencia marítima. Tras ir a la deriva durante 119 días, llegaron a una isla remota conocida como Isla Gran Barrera desde la que fueron rescatados. Su aventura tuvo muchos aspectos extraordinarios, como el hecho de que como el *Rose Noelle* perdió contacto con la costa de la Isla Gran Barrera, perdieron toda evidencia de su aventura, ¡y las autoridades no se creyeron su historia![97]

Lo que nos interesa aquí es que mientras tres hombres estaban en un lamentable estado, tanto físico como mental, padeciendo estreñimiento, pérdida de peso y debilidad general, uno de ellos, que se llamaba Phil, parecía crecerse bajo tales condiciones. En el momento de partir tenía sobrepeso, había sido intervenido de un bypass coronario tres años antes y tomaba pastillas para evitar el dolor anginoso. Mientras estaban a la deriva, su dieta se basó principalmente en pescado que cogían cuando podían y normalmente pasaban hambre. Él, bajó de peso. Evidentemente no podía fumar. También hizo mucho ejercicio de una u otra manera, escurriéndose por el agujero que hicieron en el casco del barco, o intentando pillar algún pescado con un gancho. Se olvidó por completo de tomar sus pastillas para el ángor. ¡Al final de su aventura estaba delgado y bien proporcionado y dijo a sus rescatadores que se encontraba mejor que nunca!

Cuatro personas fueron sometidas a un cambio radical en la dieta y estilo de vida: ¡una mejoró y tres empeoraron! Lo que le va bien a una persona no le va bien a otra. Por desgracia esto no se tiene en cuenta cuando se dan recomendaciones oficiales sobre la dieta y el estilo de vida. Se han estudiado enfoques no farmacológicos con el mismo punto de vista que usamos para evaluar los fármacos. Las idiosincrasias que hacen de cada uno de nosotros un ser especial tienden a dejarse de lado. Por lo que concierne al estilo de vida de Cresswell Jones todavía está bajo el dilema epidemiológico. ¡Puede considerarse afortunado si al seguir los consejos no farmacológicos convencionales consigue escapar!

Normalmente se piensa que el ejercicio moderado (como 20 minutos de caminar o correr, tres veces a la semana) es beneficioso para la presión arterial.[98] En la mayoría de casos tal vez sea cierto. Pero de nuevo estamos hablando del «Sr. Término Medio». El jogging es una actividad excelente para algunos. Les va bien. Pero no parece que le vaya bien al Sr. Jones. Los aborígenes australianos, que en su estado preuropeo tenían presiones arteriales extremadamente bajas y casi ninguna enfermedad cardiaca, «evitaron la actividad física que consideraban no esencial en su estilo de vida, y hoy contemplan una actividad poco atractiva como el jogging con gran interés».[98]

Como hemos visto, el infarto de miocardio y la apoplejía están virtualmente ausentes en las sociedades de cazadores-recolectores que aún existen. En estas culturas se desconoce la hipertensión. Pero cuando sus miembros vienen a vivir a nuestra sociedad occidental, adquieren rápidamente nuestras enfermedades. Igual que Phil, que volvió a fumar y a tomar comidas grasas casi inmediatamente al llegar a tierra firme, volviendo su dolor anginoso. Por otro lado, los aborígenes que vuelven a su estilo de vida cazador-recolector, les remiten muchos de sus problemas de salud entre los tres y seis meses.

¿Qué es lo que hace que su estilo de vida sea tan saludable? El ejercicio, la ausencia de estrés y la dieta parecen tener mucha importancia. En el terreno de la dieta, uno de los mayores sospechosos es el cloruro sódico o sal común. En el pasado, la sal era un lujo caro. Tenía un precio tan alto que era como una moneda de cambio. A la gente se le pagaba en sal, de ahí la palabra «salario». Con la mejora de los sistemas de producción y transporte, la sociedad occidental tiene sal en una abundancia antes imposible. Y la disfrutamos. La mayoría de nosotros tomamos por lo menos 200 mmol de sodio al día, mientras que las tribus rurales de Kenia toman solamente 60-70 mmol al día. Cuando los keniatas se desplazan a Nairobi y adoptan una dieta más parecida a la occidental, aumenta su consumo de sal y, en consecuencia, la presión arterial media de la población. Los pueblos indígenas como los aborígenes o los maoríes de Nueva Zelanda que se han adaptado a la dieta occidental tienen índices muy altos de hipertensión, diabetes, obesidad y enfermedad cardiovascular.

Que la sal puede ser «la culpable» de la hipertensión se dedujo en un estudio masivo realizado a 10.079 personas de 20 a 59 años de 52 países diferentes. Conocido como el estudio Intersalt, en 1988 demostró una relación significativa entre la excreción urinaria de sodio en 24 horas (una medida de en qué cantidad «eliminan» los riñones el exceso de sal) y la presión arterial sistólica. Los autores del estudio Intersalt concluyeron que una disminución del consumo de sodio en 100 mmol/día —por ejemplo 70 en lugar de 170 mmol/día— podría dar como resultado una reducción de 10 mm Hg de presión arterial sistólica en los adultos de 25 a 55 años. Señalan que esto podría «reducir sustancialmente los índices de las enfermedades cardiovasculares más importantes y la mortalidad por todas las demás causas». Su consejo es que todos deberíamos reducir el consumo de sal.[99]

«La industria alimentaria lucha a favor de la sal»

No todos quieren que reduzcamos el consumo de sal, sobre todo la industria alimentaria. La sal hace vender la comida. Una reducción por debajo de 100 mmol/día por persona, en Gran Bretaña, por ejemplo, costaría a la industria billones de libras.

En 1996, el *British Medical Journal* publicó un editorial titulado «La industria alimentaria lucha a favor de la sal». «Como cualquier grupo con intereses creados, la industria alimentaria se resiste a la regulación. Afrontados al hecho de que la mayor parte de la sal en la dieta (65-85 por ciento) procede de alimentos procesados, algunos de los fabricantes más importantes del mundo han adoptado medidas desesperadas para que los gobiernos no recomienden reducir el consumo de sal. En lugar de reformular sus productos, los fabricantes han presionado a los gobiernos, han rechazado cooperar con los expertos, han emprendido campañas desinformativas, y han intentado desacreditar la evidencia.» «Ésta fue», dijo el escritor, «la última descarga de una campaña de 20 años de la industria alimentaria, en pie de guerra desde que el papel de la dieta en las enfermedades del corazón se convirtió en un asunto de salud pública».[100]

El estudio Intersalt tenía un diseño transversal, es decir, que tomaba una muestra de la presión arterial media y del consumo de sal de cada población. Como no investigó el efecto de cambiar el consumo de sal a lo largo del tiempo, se puede criticar desde un punto de vista teórico. Sin embargo, es de una evidencia aplastante, y parece que si todos tomáramos menos sal en promedio, nuestra presión arterial media también disminuiría.

Pero, ¿tenemos todos que hacer eso? Los habitantes de Akita, al norte de Honshu, en Japón, siguen una dieta basada sobre todo en sopa de miso, arroz y encurtidos. Su consumo de sal ha sido enorme. Como podríamos esperar, han tenido una alta incidencia de hipertensión arterial y un devastador número de apoplejías. Según un investigador, «el cuarenta por ciento de la población mayor de 40 años era hipertensa y el índice de mortalidad por hemorragia cerebral en personas en la cincuentena era de 4 a 8 veces mayor que el de los EE. UU., Inglaterra y Alemania [...] y el 10 por ciento del grupo de edad de 55 – 59 años fue paralizado por una apoplejía».[8]

Las medidas de salud pública han reducido el consumo medio diario de sal en Akita desde 1969, y la prevalencia de la hipertensión ha disminuido. Esto parece confirmar nuestra sospecha sobre los efectos adversos de la sal. Sin embargo, la historia continúa: «Un hecho significativo en relación con los japoneses de Akita [...] es que mientras el 40 por ciento de la población padecía hipertensión, el 60 por ciento restante, no. Se daba un consumo [de sal] 50 veces mayor que el de las poblaciones analfabetas anteriores sin aumento de la tensión arterial». Así, la mayoría de la gente en Akita no estaba afectada en absoluto por el consumo masivo de sal. Aún más, posteriores estudios han demostrado que, para algunas personas, reducir el consumo de sal *aumenta su presión arterial*.[101]

De nuevo estamos atrapados en un dilema epidemiológico. Los datos de una población no se pueden aplicar sobre personas individuales. Lo que es válido para una población puede no serlo para Cresswell Jones, o tú, o yo. Los médicos y los políticos, desde su postura de autoridad, aconsejan «que nos curemos en salud». Nos dicen que adoptemos una dieta blanda y poco apetitosa. La industria alimentaria nos dice que puede que no la necesitemos, que no la sigamos. Alguno de nosotros debería disminuir el consumo de sal, y la industria no sería responsable. Pero, ¿quién de nosotros sigue ese consejo?

Tal y como hemos sugerido en los capítulos cuatro y cinco, la tendencia a tratar de la misma manera a todo el mundo con hipertensión procede de la tendencia de la medicina a tratar las enfermedades, en lugar de a la gente. Procuramos «atacar» la enfermedad con nuestras «balas» o recomendaciones generales. La enfermedad se ha convertido en una «cosa», algo que tiene existencia independiente, incluso independiente de la gente. La aceptación de este concepto se la debemos al gran médico Thomas Sydenham que en 1676 propuso que «en la producción de la enfermedad, la naturaleza es uniforme y consistente; [...] y el mismo fenómeno que observaríamos en la enfermedad de Sócrates lo observamos en la enfermedad de otra persona».

Sin embargo, hay otra manera de abordar el tema, que es tratando a la *persona*. Los que prefieren tratar a la gente creen que cada persona es única y especial. Y como consecuencia, no se dan prisa en «etiquetar». Perciben que la situación de cada uno es diferente, que dos personas no padecen, por ejemplo, neumonía o hipertensión de la misma manera. Estos médicos perciben profundamente las diferentes facetas del tipo de vida exclusivo de cada persona. Ven la diversidad pero no intentan clasificarla. Se deleitan en ella. Construyen una imagen detallada de la persona, aceptando las diferencias individuales. No intentan clasificar el detalle; lo engloban en relación con el todo. Igual que un artista que observa minuciosamente la naturaleza, pero que a su vez crea un trabajo artístico cohesivo, usan el conocimiento del detalle para generar armonía y equilibrio en el paciente. Ven la enfermedad como un desequilibrio, una pérdida de totalidad. Donde sus oponentes ven «la enfermedad en el hombre», ellos ven «al hombre enfermo».

¿Eres coano o cnidiano?

Aunque la «medicina integral» puede parecer un recién llegado en la escena médica, el enfoque orientado en la persona se remonta a los griegos, y tiene su raíz en la escuela de pensamiento coano (de la isla de Cos), que era la morada preferida de los hombres de letras en la época helenística de la antigua Grecia. Fue el lugar de nacimiento de Hipócrates, y el centro de su escuela médica. El enfoque centrado en la enfermedad, una escuela rival, era la escuela de Cnido, y dio lugar al nacimiento del enfoque cnidiano.[102]

Veamos algunas de las características que asocio con la escuela coana y la cnidiana:

Características de coanos y cnidianos	
COANO	**CNIDIANO**
«Cerebro derecho»	«Cerebro izquierdo»
Tiende a ser intuitivo	Tiende a ser cerebral
Subjetivo	Objetivo
Interesado sobre todo en la persona	Interesado sobre todo en ideas, conceptos
Fascinado por la «cosa en sí misma»	Gusto por clasificar las cosas
Favorece al individuo	Favorece la ley y el orden
Se comunica con dificultad	Se comunica fácilmente y con autoridad
Aspecto humano	Puede ser frío y «clínico»
Relacionado con la integridad	
Ve que las partes contribuyen al todo	Relacionado con la fragmentación, el reductivismo
Nominalista. Cree que los nombres de las enfermedades son conveniencias a corto plazo	Realista —en sentido filosófico-, cree que los nombres de las enfermedades se refieren a entidades reales
Manos a la obra. Contacto directo mediante la historia clínica y la exploración	Contacto indirecto, mediante análisis, estadísticas, estudios de población
Tiene tiempo para percibir detalles	Siempre con prisas
Puede parecer confuso e ineficaz, pero piensa y siente profundamente	Eficaz. Resuelve cosas. Carece de tiempo para la reflexión
Sabe intuitivamente hacia dónde va	Tiene mayor interés en llegar

Aunque la mayoría de médicos piensan de sí mismos que están interesados en el paciente, en realidad tienen una fuerte tendencia hacia la actitud centrada en la enfermedad. Nos gusta clasificar la enfermedad del paciente antes de continuar. Las guardias de nuestro hospital están organizadas según los tipos de afección (los pacientes se clasifican en respiratorios, oncológicos, etc.) cuando sería perfectamente posible ordenarlas según el tipo de persona.

No estoy seguro de si los lados del cerebro tienen algo que ver con todo eso, pero el enfoque cnidiano parece encajar con las cualidades que muchos autores han descrito como del cerebro izquierdo, mientras que el coano parece expresar las cualidades intuitivas y artísticas atribuidas al cerebro derecho. A los médicos coanos les gusta pasar tiempo conociendo al paciente y aprecian los detalles sutiles que hacen a una persona especial.

Todos cnidianos

El sesgo hacia Cnido no es responsabilidad exclusivamente de la profesión médica porque, de hecho, somos una sociedad de cnidianos. Como grupo nos gusta medir, clasificar y encasillar. El sentimiento desolado de desesperanza, soledad y pérdida del lugar tan asociado con la cultura occidental del siglo XX se puede atribuir a esta forma fragmentada de pensar. Como individuos nos hemos perdido a nosotros mismos y hemos perdido el apoyo vital de la unión con los demás. En una sociedad que ha perdido su unidad, su alma, se necesita urgentemente la vuelta al camino coano.

Aunque cada vez hay menos médicos interesados en el camino cnidiano, y hacen más caso a los coanos, parece que los médicos más destacados combinan los dos enfoques sin prescindir de ninguno. Cuando Hipócrates dijo que enmarcaba sus juicios (o sus diagnósticos) poniendo atención a lo que era común a todos y particular de cada caso, parece que estaba expresando tanto el enfoque coano como el cnidiano a la vez.

La palabra «diagnóstico» procede de *gnosis*, que significa «conocimiento», y *dia*, que puede significar «a través», pero en la antigüedad quizá significaba «completo» como en la palabra «diagrama», «una imagen completa». «Diagnóstico» significa, o debería significar, «conocimiento completo». Un diagnóstico coano implica conocimiento completo —el tipo de imagen que un médico general debería obtener tras años de contacto con un paciente desde la infancia, la adolescencia y la edad adulta, en su casa y en sus relaciones. Los diagnósticos coanos son inclusivos e intuitivos, ricos en sentimientos, percepción y comprensión. Surgen de las profundidades del corazón y el alma del médico. Tienen que ver con el paciente como un todo. Puede ser difícil encuadrar tales diagnósticos con las limitaciones de las palabras, comunicarlos a otra persona, especialmente si es alguien de tipo cnidiano.[103]

Como coano, Hipócrates era magnífico. Le gustaba conocer a cada paciente, «los hábitos de vida y su ocupación, cómo hablaba, se comportaba, sus silencios, su manera de pensar, cómo dormía, soñaba y se despertaba —su contenido e incidencia; sus picores y si se rascaba, sus lágrimas, sus heces, su orina, sus expectoraciones y vómitos; enfermedades pasadas en la misma época; si fueron críticas o fatales; cómo sudaba, temblaba, si tenía rigidez, hipo, si roncaba, cómo respiraba, cómo eructaba, si los gases eran silenciosos o con ruido; si sangraba; si tenía hemorroides...» ¡Hipócrates no se quedaría satisfecho con un control de la tensión arterial de cinco minutos!

Ni tampoco lo debería estar un médico de hoy. Sin embargo, aunque a los estudiantes de medicina se les enseña el valor del enfoque humanístico, he comprobado que se queda como un arte sin desarrollar. En lugar de buscar qué es particular de cada caso, los médicos se centran en lo que es común en cada caso. Un grupo de síntomas forma un síndrome, y un síndrome bien identificado se establece como una enfermedad. Esto simplifica el diagnóstico, que actualmente se reduce a reconocer un puñado de síntomas que se encajan con una etiqueta adecuada de una enfermedad. El tratamiento también es simple, ya que cada etiqueta se asocia con un régimen de tratamiento estandarizado, normalmente un fármaco. Si sabes que tiene asma, ¡ya no necesitas conocer al paciente demasiado! Así, los médicos se dicen cosas como: «¡Ven a ver este hígado interesante en el box 3!» o «¿Quién es ese trombo ahí en el rincón?».

En el modelo cnidiano de medicina, la enfermedad se considera como algo separado del paciente. Es una cosa, una entidad que tiene una especie de existencia independiente por sí misma. Expresamos esta idea cuando decimos que alguien «ha cogido una pulmonía», como si la enfermedad hubiera saltado de una persona a otra. Esto se ve claro en el caso de una pulmonía, porque conocemos las bacterias y los virus y sabemos que se pueden contagiar de una persona a otra. Pero, ¿es el microbio lo mismo que la pulmonía? ¿Coger una pulmonía no depende también de cómo reacciona el organismo ante ese microbio? Uno puede tener el microbio y no tener pulmonía. Muchas personas están expuestas a la bacteria neumococo, pero no tienen la enfermedad.

La teoría del microbio en las enfermedades infecciosas dio un empuje tremendo a la escuela cnidiana, porque sostiene la idea de la «enfermedad como una cosa». En la práctica, tratamos la pulmonía, en lugar de a la gente. El modelo de medicina con enfermedades ha tenido tanto éxito que ha sido contagioso, esparciéndose en áreas de la medicina en las que no encaja, áreas en las que se trabajaría mejor de forma coana. Esto es exactamente lo que pasó cuando descubrimos que la tensión arterial se podía medir.

Al aceptar que la enfermedad es una «entidad» en lugar de un desequilibrio, un proceso defectuoso o una pérdida de armonía en un individuo único, es muy fácil que esa entidad adquiera una especie de vida propia. Vimos esto en un capítulo anterior, cuando al «perro», la hipertensión, se le tuvo que poner un nombre. Por eso, en las antiguas culturas, a las enfermedades se las identificaba con demonios. También se ha elaborado un destino o un futuro, que los médicos llaman la «historia natural de la enfermedad»: es el curso observado de una enfermedad en la mayoría de casos, y posee una especie de inevitabilidad implacable. Si además se apoya en una estadística ajustada se convierte en algo de seguimiento obligado. Si no tenemos cuidado, la historia natural de la enfermedad puede convertirse en una especie de profecía.

Un hombre de 30 años con una tensión arterial sistólica de 165 tiene hipertensión. Cuando se le dice que tiene un 10 por ciento de probabilidad de tener un infarto de miocardio o una apoplejía a los 50 años, ¿significa que él, personalmente, tiene esta probabilidad? Evidentemente que no. Esta cifra se aplica colectivamente a un grupo particular de gente que fue medido. Y se asume que él es similar a ellos. Pero puede no ser así. Él puede tener otros factores completamente desconocidos que lo hacen especial, que lo protegen del infarto de miocardio o de la apoplejía, o quizá elige un estilo de vida muy sano, igual que un buen conductor puede evitar los obstáculos y evitar el accidente de tráfico. Debido a ello, su probabilidad puede ser del 1 por ciento. Como sabían bien los coanos, todos somos diferentes. Aún más, si aprendemos cómo, podemos *hacernos* diferentes y evitar los obstáculos.

Incluso en enfermedades graves, en las que la «historia natural» predice la muerte segura, existen casos probados de curación espontánea. El gran aviador, navegante y aventurero Sir Frances Chichester finalizó sus azañas náuticas con un diagnóstico de cáncer de pulmón avanzado. (Se enteró de su enfermedad cuando un cirujano lo presentó a sus estudiantes de medicina, un incidente que le hizo sentir «degradado, deshonrado y profundamente deprimido».) Con determinación, la ayuda de una dieta sana, el apoyo de su mujer y un médico francés inspirado, se recuperó y acabó ganando la primera carrera transatlántica de yates, ocho días por delante de su competidor más cercano, entre otras azañas marinas.[104]

No les faltan las palabras

Los cnidianos no tienen problema en comunicar sus diagnósticos de forma precisa y autoritaria porque las enfermedades se pueden definir de forma muy ajustada. Las distintas enfermedades se pueden expresar fácilmente con palabras. La comunicación entre colegas cnidianos es rápida y precisa, igual que lo es el diagnóstico y el tratamiento. La idea de un «programa de ordenador para la consulta que dé el diagnóstico y el tratamiento tras introducir los síntomas del paciente» es una idea muy cnidiana, igual que la cantidad de sets de «guías médicas», diseñadas para programar a los médicos a actuar de la misma manera en los pacientes que tengan la misma enfermedad, del mismo modo que hacen sus ordenadores.

Sus conceptos claros y fácilmente expresables quizá explican por qué la escuela cnidiana ha ganado una autoridad casi total en la medicina moderna. Sólo cuando enfermedades mal definidas, como la hipertensión, no responden según el enfoque cnidiano, se ven claras las trampas de este método. A pesar del éxito del método cnidiano, ninguna enfermedad tiene vida fuera del ser humano que la padece. Ese ser humano es único y especial y, por lo tanto, también lo es la enfermedad.

Un buen coano nos puede decir lo que los estudios basados en la población no pueden. ¿Qué tipo de persona tenemos aquí? ¿Debe dejar la sal, o pertenece al grupo que la necesita? ¿Responderá a una dieta baja en grasa, o le será incluso perjudicial?

Cuando decimos (como cnidianos) que alguien tiene cáncer, parece como si hubiera entrado una roca en su cuerpo, aunque el cáncer se compone de células vivas (pero confundidas). Las células cancerosas cambian, mueren y, a veces, se transmutan. La pulmonía no es una cosa estática, sino que progresa. Nuestro cuerpo está cambiando a cada minuto. El filósofo griego Plutarco dijo (citando a Heráclito): «No nos zambullimos dos veces en la misma ola, ni podemos tocar dos veces al mismo ser mortal». Esto es cierto, pues en el tiempo necesario para tocar a alguien dos veces, las moléculas que componen a esa persona han cambiado. Por ejemplo, la persona ha espirado moléculas de dióxido de carbono y ha inspirado moléculas de oxígeno.

«Todas las cosas fluyen velozmente», dijo Heráclito. En ningún ejemplo se muestra mejor esta idea que en la hipertensión. Nuestro corazón late. Unos 70 ml de sangre «pasan» a la circulación a una presión determinada. La siguiente vez que late, menos de un segundo después, la sangre circula a una pre sión diferente. Quizá uno se ha levantado. O se ha enfadado. Quizá ha empezado la sesión nocturna de Meditación Trascendental. La presión sanguínea cambia latido a latido. Lo maravilloso de todo esto es que tenemos la oportunidad, en cada segundo del día, de disminuir la tensión arterial. Lo que parecía una «enfermedad» con toda la inevitabilidad horrorosa que implica esta palabra se convierte en algo más flexible.

Tu médico cnidiano puede pensar que tienes hipertensión. Un médico coano tomaría un rumbo diferente. Se preguntaría: «¿Por qué sucede esta anormalidad concreta en este paciente concreto justo en este momento concreto?». Uno ve una entidad maligna con un pronóstico oscuro. El otro no ve tal entidad, sólo un ser humano cuyo cuerpo cambiante se está comportando de forma equivocada. Actúa en desacuerdo con el todo. Como el cuerpo cambia, ¿por qué no ayudarle a que cambie para mejor?

El Sistema Védico Maharishi de Salud incluye un sistema de diagnóstico amplio para determinar el perfil individual del paciente, y hasta qué punto el cuerpo está en equilibrio o actúa de forma errónea. La siguiente anécdota ilustra la efectividad de este sistema diagnóstico:

Hace unos años llegó a mi consulta una mujer joven representante de un laboratorio farmacéutico, con la intención de que me interesase en un nuevo fármaco para el tratamiento de la dispepsia. Me mostró, junto con unos cuantos gráficos e ilustraciones muy bien presentadas, una fotografía de un grupo de seis personas con aspecto más bien malo. El título decía: *Estos pacientes sufren el dolor y la incomodidad de la dispepsia*. Tras observar la imagen durante un minuto, le dije: «sólo veo a una persona que podría tener dispepsia. Los demás son candidatos poco válidos. ¿Cuántas de estas personas son pacientes de verdad y cuántas son modelos fotográficos?» La mujer se quedó sorprendida. «¿Cuál cree que es real?», dijo. «Éste», respondí, apuntando a un hombre delgado, de complexión media y aspecto severo. La mujer se quedó sin habla. «Bueno, sí», dijo. «Padece una tremenda dispepsia. Los demás trabajan en nuestra oficina. Fueron llamados por el fotógrafo. No recuerdo que ninguno de ellos padeciera dispepsia. ¡Pero esto es sorprendente! ¿Cómo diablos lo supo?»

Me incliné cómodamente en mi butaca con las manos entrelazadas. «Elemental, querido Watson», dije lánguidamente.

Realmente *era* muy elemental. La dispepsia es un síntoma cardinal de lo que en el Sistema Védico Maharishi de Salud se denomina desequilibrio *Pitta*. «Pitta» es un miembro de lo que se conoce como las tres *doshas*. Las «doshas» se pueden contemplar como patrones de funcionamiento fisiológico. Las otras dos doshas se llaman *Vata* y *Kapha*. «Vata» es el principio asociado con el movimiento, «Pitta» se asocia con la energía y «Kapha» con la estructura.

Sólo una de las seis personas de la fotografía aparentaba inequívocamente un desequilibrio Pitta. ¡Su cabello rojizo, su talla media, buena complexión, con pecas y esa expresión ácida que no podía pasar desapercibida le delató! De los demás, tal vez dos podían tener la dosha Pitta presente en cierto grado, pero no hasta el punto de causar síntomas. Y el resto eran personas grandes bien proporcionadas que representaban mejor el patrón Kapha.

Cada uno de los seis billones de habitantes en todo el mundo representa una interacción única entre estos tres elementos básicos, Vata, Pitta y Kapha. Al conocer cómo actúan las tres doshas en el paciente que está ante nosotros, podemos identificarlo como una persona especial. Podemos saber mucho sobre la gente a través de las tres doshas. Ahora sabemos por qué Jack Spratt tuvo gustos diferentes a los de su mujer, por ejemplo.

Como hemos visto, la medicina ortodoxa piensa que cada persona es muy parecida a todas las demás. En los estudios randomizados controlados con la «mejor evidencia», intentamos eliminar las diferencias entre la gente, en un proceso de promediar las medidas que hacemos en grandes grupos de personas. Podemos pensar de ésta como la medicina de «una persona», en la que creamos al «ser humano estándar». El «ser humano estándar» es como la «leche estándar» que compramos en el supermercado; es decir, leche que procede de tantos miles de vacas distintas que las diferencias diarias se promedian y la leche de hoy es casi la misma que ayer. Como hemos mencionado antes, una vez tienes el ser humano estándar puedes medir los efectos de los fármacos estándar contra enfermedades estándar.

Un Estudio Randomizado Controlado, por ejemplo, sobre el efecto de un fármaco para la hipertensión, nos dice cosas útiles. Nos dice:

1. Qué sucede con la presión arterial media de la población tratada.

2. Qué *probabilidad* existe de que un individuo concreto experimente un cambio similar en la presión arterial, *si no es significativamente diferente de la «persona promedio» del estudio.*

Evidentemente, sabemos por el conocimiento del Sistema Védico Maharishi de Salud que si todas las personas del grupo intervenido fueran predominantemente de tipo Kapha y todos los del grupo de la «intervención placebo» fueran del tipo Vata, y nuestro paciente del tipo Pitta, el estudio no nos diría gran cosa.

Dejando esto aparte y asumiendo que en todas las poblaciones hay una buena mezcla de doshas, es bueno saber que, en la mayoría de gente, es más fácil que funcione una intervención, que no lo contrario. Por ejemplo, nos ayuda a detectar ideas terapéuticas demasiado rebuscadas o exageradas que no tienen ningun valor y hasta pueden ser peligrosas. El hecho de que otra gente se haya beneficiado de un tratamiento, por ejemplo el 60 por ciento de los casos, y que se haya estudiado de una manera formal, establece las credenciales de una nueva terapia y nos da la confianza para ensayar el tratamiento en un paciente. Es un conocimiento útil, si no extraemos conclusiones no deseadas.

Sin embargo, se asume que el Estudio Randomizado Controlado nos da la última respuesta sobre si un fármaco u otro tipo de intervención «funciona». Si hay que responder a la pregunta de si el fármaco enalapril «funciona» o si la restricción del consumo de sal «funciona» en el tratamiento de la hipertensión, se buscan estudios randomizados controlados en la literatura científica.

Lo que olvidan preguntarse es: «¿funciona en quién?» Ésta es una pregunta que el estudio no puede responder. Sólo puede decir si «funciona en la mayoría» o «funciona en algunos». La realidad es que la mayoría de la gente es diferente del «Sr. Término Medio». Muchos médicos reconocen esta limitación fundamental de los estudios con muchos pacientes, la dificultad que existe en extrapolar los hallazgos de un estudio en un paciente individual. Cuando se prueba un nuevo tratamiento, como un fármaco, no importa cuán ampliamente se ha ensayado en grandes poblaciones, nadie puede afirmar si funcionará en ti. Como hemos mencionado previamente, puedes encajar en el grupo de respondedores (normalmente no son más del

60 por ciento de hipertensos), o puedes ser uno de los no-respondedores, el 40 por ciento de los que prueban el fármaco. Como han señalado algunos investigadores, esto significa que cada vez que un médico receta un fármaco nuevo a un paciente, está iniciando un pequeño experimento.

Algunos han intentado formalizar el experimento (con el consentimiento del paciente) sustituyendo aleatoriamente el tratamiento por un «fármaco placebo», sin que ni el paciente ni el médico sepan cuál es el que se está tomando, y una persona independiente evalúa la respuesta del paciente tanto al fármaco activo como al placebo (estos estudios se llaman «a doble ciego»).[105] En la práctica de cada día, muy pocas personas realizan estudios a doble ciego, pues deben realizarse con sumo cuidado. Al absorber tanto tiempo del médico han quedado relegados a la curiosidad de algunos investigadores. Por lo tanto, en la consulta de millones de médicos de todo el mundo, decidir si una terapia «funcionará» con Joe Brown o con Cresswell Jones se basa totalmente en el azar. Nadie sabe si funcionará hasta que se prueba. Al final, el sabor del pastel sólo se conoce al probarlo.

La medicina occidental ha realizado algún intento de aceptar las diferencias individuales y predecir cómo será la respuesta de una intervención. La antigua clasificación de individuos en endomorfos, mesomorfos y ectomorfos es un ejemplo de ello, y más recientemente se ha intentado agrupar a las personas, según la personalidad, en tipo A y tipo B, siendo el tipo A más vulnerable a la enfermedad cardiaca. Todavía más actualmente se ha intentado identificar el «riesgo absoluto» de enfermedad cardiovascular de una persona concreta considerando no solamente uno o dos factores, sino la combinación de una serie de factores de riesgo, tales como un infarto previo, la edad, el género, la diabetes, el tabaco, la tensión arterial, la historia familiar y la concentración sanguínea de colesterol. Éste es un intento de obtener el «perfil» del paciente. Sin embargo, es un intento básicamente cnidiano, puesto que solamente puede diferenciar entre personas según subgrupos arbitrarios, tales como fumador/no fumador, hipertenso/no hipertenso. Pero digamos que la escuela cnidiana está intentando ser más coana. Si de esta manera diferenciamos entre, digamos, hombre y mujer, estamos practicando una medicina de dos personas. También podemos considerar separadamente joven y viejo, diabético y no diabético, fumador y no fumador, etc., con permutaciones y combinaciones de hasta cinco, veinte o hasta cien «tipos de persona».

Pero, ¿cuántos «tipos de persona» hay? Con los 6 billones de personas en el mundo se puede deducir que es tanta la increíble complejidad del código genético que ninguna persona es idéntica a otra. Incluso los gemelos «idénticos» son reconocidos al instante por la persona que los conoce. Entonces, «¿existen 6 billones de «tipos de persona»? ¿Y las personas que vivieron antes? También eran diferentes. ¿Y los que vivirán en el futuro? El número teórico de «tipos de persona» es infinito. ¡No es extraño que las predicciones sobre los efectos de los fármacos basadas en el concepto de «ser humano estándar» a veces se equivoquen!

Las tres doshas no son subgrupos arbitrarios. Son principios fundamentales profundamente arraigados en nuestra naturaleza. Nos describen tan bien que los podemos usar para caracterizar con precisión a cualquier ser humano. Un médico o terapeuta aventajado del Sistema Védico Maharishi de Salud percibe a cada persona como única y se hace una idea mental de ella. La medicina occidental no puede pretender emular el refinamiento con el que el Sistema Védico Maharishi de Salud es capaz de diferenciar entre personas.

El terapeuta empezará por encuadrar su diagnóstico —es decir, no solamente etiquetará, sino que realizará un *diagnóstico profundo* del paciente, incluso antes de que se haya sentado en la silla. No pensará que se trata de un «ser humano estándar». El primer vistazo a la constitución del paciente, tal vez su comportamiento y su forma de andar al entrar por la puerta, sugieren el equilibrio o desequilibrio de las doshas, la naturaleza de la persona y los síntomas de los que el paciente se quejará. A medida que trabaje con el paciente, el terapeuta seguirá formándose una idea y afinará sus conclusiones.

Pero, ¿no está todo en los genes?

Cuando muchos médicos (y pacientes) piensan sobre las diferencias entre los individuos y por qué una persona padece hipertensión y otra no, o por qué una persona tiene una infarto de miocardio y otra no, su mente tiende a desplazarse hacia el campo genético. Y muchas veces se para ahí. Nosostros somos diferentes debido a nuestros genes. Y como no podemos hacer nada sobre ellos, analizar las diferencias entre la gente es un callejón sin salida. No tiene sentido ser coano. Volvamos a ser cnidianos. Ésta es la actitud que tuvo mi paciente Sam:

Hace unos 15 años, Sam, un hombre fuerte de 20 años, me consultó por una cuestión trivial, tal vez la garganta irritada o algo así. En el transcurso de mi exploración le tomé la tensión arterial y la encontré más alta de lo que la OMS definía como normal en aquella época. Tal vez no debía pasar de 140/90 y Sam tenía 160/100. En el transcurso de las semanas siguientes fuimos midiendo su tensión arterial y cada vez era más alta. Parecía que Sam tenía hipertensión leve, o para ser coano, un desequilibrio en su fisiología. Cuidadosamente, empecé a informar a Sam de las ideas que presento en este libro. Le dije que debía hacer algo, aunque no necesariamente empezar a tomar fármacos. La reacción de Sam me hizo retroceder. «Bien, doctor», dijo con una sonrisa de resignación. «Mi madre tiene la tensión alta desde hace años. Toma fármacos desde hace mucho tiempo y parece que no le han hecho ningún daño. Sabía que no me iba a escapar. De manera que déme los fármacos y estaré feliz con eso.» Nada de lo que dijera iba a convencer a Sam, y me entregué. Contra mi propia opinión le receté un diurético. Sam se fue feliz. La siguiente vez que acudió a la consulta su tensión arterial era normal y siguió así en los siguientes cuatro años. Sam venía cada tres meses para controlar la presión y por la receta.

Sam había tenido la vida sedentaria de un administrativo, pero de repente se interesó en los deportes de riesgo. Para poder tomar parte en un curso de entrenamiento que llevaba a los participantes a los límites de su resistencia física, era importante para él tener un expediente de salud limpio. Sam se preparó, practicó ciclismo, senderismo y se puso en buena forma en general. Cuando me pidió que firmara un certificado médico, me expresó la preocupación de que la presencia de los diuréticos pudiera ir en su contra para ser aceptado en el curso.

Le sugerí que los dejara de tomar. Controlamos su tensión arterial en visitas sucesivas. Ha permanecido completamente normal y no ha precisado diuréticos ni ningún otro fármaco en los últimos once años.

Evidentemente, Sam se equilibró con una buena dosis de ejercicio saludable. Tal vez también perdió un poco de peso y muy probablemente mejoró su dieta. Entonces, ¿qué pasa con los genes que heredó de su madre? ¿Seguro que la hipertensión es hereditaria?

Los investigadores saben desde hace tiempo que la hipertensión tiende a agruparse en familias. De manera que los genes juegan su papel. Pero solamente son un factor entre otros muchos. Tenemos la tendencia a pensar, como hizo Sam, que lo que está en nuestros genes es fijo. Esto conduce a una especie de fatalismo, por el que pensamos que estamos condenados a las características que nuestros genes dicten. Hay algunas enfermedades que se denominan «monogénicas», en las que un solo gen es responsable de la situación. Sin embargo, la mayoría de estas enfermedades son poco frecuentes y gran parte de los desequilibrios son «poligénicos», en los que muchos genes actúan juntos para desarrollar la enfermedad.

Además, la genética clásica asume que los genes son los elementos básicos que definen el cuerpo humano, lo cual es puro reductivismo, una suposición basada en la idea de que el mundo se compone de pequeños trozos de materia. Esto no es necesariamente así. Se contradice con los hallazgos de la física cuántica, que sostiene que nuestro mundo se compone principalmente de campos. Podrían existir otros modelos básicos más de inteligencia dentro de estos campos en los que los genes son solamente una expresión. Estos campos podrían influir en la «manifestación» del código genético.

Un ejemplo aclarará este asunto: toda la música de piano consiste en una combinación de notas representadas por las teclas blancas y negras, pero ello no quiere decir que del conocer la secuencia de las teclas blancas y negras tal y como aparecen en el piano se derive la estructura de una fuga de Bach, aunque las teclas estén colocadas en una secuencia concreta de notas bajas a altas. La secuencia genética sería como las teclas, más que como la propia fuga. La fuga requiere un nivel de inteligencia que trasciende la secuencia de las teclas, en este caso, la *aportación* especial del compositor. De la misma manera, la secuencia del material genético puede ser sólo una parte del proceso de la creación de un ser humano, por ejemplo. Aunque el ADN es capaz de contener una gran cantidad de información celular, finalmente puede necesitar la información de un nivel de inteligencia que lo trascienda. Ésta es realmente la visión de la Ciencia Védica, que parece tener un eco en nuestras teorías de la totalidad, en las que se define un «nivel superior de orden».

Si a esto le añadimos el conocimiento de que todos los genes interactúan con el medio ambiente, y de que ello afecta a la «expresividad» de un gen (el grado con el que un gen expresa sus características), entonces vemos que la expresión genética no es tan fija ni determinada como pensábamos. Actualmente, los genetistas hablan del «genoma fluido» para expresar el hecho de que hay una interacción constante entre cada gen y entre los millones de genes del organismo y el medio ambiente interno y externo en permanente cambio. Éste es el motivo, por ejemplo, de que el cultivo de algodón genéticamente modificado haya fallado bajo determinadas condiciones atmosféricas —no se tuvo suficientemente en cuenta el efecto del medio ambiente al manipular los genes de la planta. Debido a su enorme complejidad, el conocimiento de la genética sigue siendo parcial.

Todo esto significa que si tienes antecedentes familiares de hipertensión o de infarto de miocardio, puedes tener cierta predisposición a estas enfermedades, pero no significa necesariamente que estés condenado a padecerlas. No estoy insinuando que debas afrontarlas con complacencia. Lo que intento decir es que debes estar alerta para optimizar los demás factores responsables tanto como te sea posible. La teoría genética no significa que debamos abandonar nuestra busca para ser coanos;

más bien debemos intensificar esa búsqueda para descubrir lo máximo de nosotros mismos.

El terapeuta del Sistema Védico Maharishi de Salud tiene en cuenta automáticamente el medio ambiente a la hora de asesorar al paciente. Cuando el paciente entra en la consulta, el terapeuta sabe qué tiempo está haciendo, a qué día estamos y en qué época del año. Estos factores medioambientales están asociados con las tres doshas, e influirán al paciente de maneras que el terapeuta puede predecir.

Explicación de las doshas

Entonces, ¿dónde están las tres doshas? ¿Habitan en el cuerpo, o en el mundo como un todo? ¿Qué son exactamente? ¿Son materia? Según la Ciencia Védica las doshas se expresan en todos los niveles del universo, incluyendo nuestra mente, pensamiento, emociones, cuerpo y medio ambiente, pero su hogar está profundamente escondido en la estructura del universo, en su misma base. Mientras que para el pensamiento occidental, por lo menos hasta finales del siglo XIX, la base del universo era la materia, para la Ciencia Védica, el material principal de la creación no es la materia en absoluto, sino la conciencia. Igual que las corrientes forman olas en la superficie de un lago, las doshas son patrones que interactúan, viven y se mueven en el océano de la conciencia.

¿Qué es conciencia? Cuando estás despierto eres consciente. Cuando duermes, (normalmente) no. Conciencia es la cualidad de estar despierto o de estar alerta. Es como la cualidad de conocer, autoconocer o autoreferirse. En Occidente, la conciencia se observa como un «epifenómeno», una especie de subproducto de la complejidad del cerebro humano. En el Enfoque Védico se ve al revés. El cerebro humano y todo el conjunto de formas y fenómenos que conforman el universo son expresiones de la conciencia.

Que la conciencia es principal puede parecer una idea sorprendente, chocante. Nos puede ayudar a entenderlo el hecho de que los físicos occidentales más importantes han llegado a esta conclusión. Sir James Jeans expresó esta idea cuando dijo: «Actualmente existe un gran acuerdo, casi una unanimidad en el campo físico de la ciencia, en el hecho de que la corriente del conocimiento se dirige hacia una realidad no mecánica; el universo empieza a parecer más como un gran pensamiento en lugar de una gran máquina».[106]

O como el gran físico y filósofo Sir Arthur Eddington dijo: «[...] el material del universo es de naturaleza mental».[107]

En la Ciencia Védica, se cree que la conciencia contiene en su interior la totalidad de las leyes de la naturaleza, igual que una bellota contiene todo un roble en su interior. La Ciencia Védica describe con gran detalle cómo se despliega la conciencia para crear el universo que nos es familiar, con las flores, nubes, caballos, gente y árboles. Cuando somos conscientes del mundo externo, nuestra conciencia toma las cualidades de los objetos que estamos percibiendo, igual que una pantalla toma la imagen de un proyector. Se puede experimentar la conciencia pura, en la que simplemente experimentamos la pantalla, la conciencia en sí misma. Se trata de una experiencia sumamente satisfactoria, como Cresswell Jones está a punto de descubrir.

Cuando la conciencia se despliega para crear los objetos que llamamos mundo, se repiten ciertos modelos. Las tres doshas son un ejemplo de esos patrones repetidos. Las personas, los alimentos, los muebles, el tiempo, todo se puede comprender en términos de las tres doshas. Piensa en algunos de tus amigos y familiares. ¿Hay alguno que sea más bien delgado, creativo, tal vez intelectual? Si es hombre, ¿suele vestir chaqueta de lana con parches de piel donde los codos la han gastado? ¿Es un entusiasta? ¿Quizá muy buen amigo hoy y algo distante y reservado otro día? Si es así (esto es sólo una caricatura), tu amigo tiene una personalidad de tipo Vata.

Cualidades Vata

Cada dosha tiene sus cualidades admirables. Cuando Vata está en equilibrio, la persona experimenta claridad mental, pensamientos creativos, entusiasmo y vivacidad, sueño normal y buenas digestiones. Las cualidades de Vata son: *sequedad, frío y ligereza.*

Si Vata está en exceso en la fisiología particular de una persona, esa persona se sentirá incómoda. El tipo de incomodidad que experimentará reflejará un exceso en alguna de las cualidades anteriores. Así, Vata en desequilibrio se manifiesta como sequedad excesiva. Puede ser en forma de piel seca (eccema), boca seca, intestino seco (estreñimiento), articulaciones secas (artrosis) o incluso un ingenio seco.

De la misma manera, cuando Vata está en desequilibrio, la persona siente frío. A Vata no le gusta el invierno y puede tener problemas circulatorios, y manos y pies fríos. La ligereza de Vata, cuando está en desequilibrio, se puede manifestar como pérdida de peso, o, como la distinción entre cuerpo y mente no es tan clara en el Sistema Védico como en Occidente, se puede observar una personalidad «ligera», tal vez no tan comprometida o seria. También se puede observar una tendencia a la irregularidad —en la rutina diaria, o por ejemplo, del apetito, el ritmo intestinal o la menstruación.

Vata se expresa en el tiempo frío, seco y ventoso. La persona que tiene una preponderancia Vata sentirá más los síntomas propios de Vata durante el tiempo Vata, porque se añade más Vata a la que ya está presente en su estructura.

Igualmente, la comida Vata es *fría, seca y ligera*. Los individuos de tipo Vata tendrán tendencia a rechazar esta clase de comida. Se sentirán incómodos y experimentarán síntomas de exceso de Vata, porque, de nuevo, se añadirán más cualidades de Vata a las que ya existen en ellos. De acuerdo al principio de los opuestos, a la gente con mucho Vata le gusta los alimentos con las cualidades opuestas, por ejemplo, *calientes, acuosos y pesados*.

Un pesado pudding de ciruelas calmará a la persona con desequilibrio Vata y le ayudará a sentirse asentado y «anclado». Por otra parte, no atraerá en absoluto a alguien que tenga una preponderancia Kapha, y mucho menos si esa persona tiene un desequilibrio Kapha.

Cualidades Kapha

Las cualidades asociadas con Kapha son: *frío, humedad y pesadez*.

Las personas Kapha tendrán una complexión grande, serán fuertes, con gran vigor y seguridad. Quizá no sean tan imaginativas como las que tienen Vata más presente, pero serán dignas de confianza.

Los alimentos con los que se sentirán más cómodos son los que tienen las cualidades opuestas a las de Kapha. Tendrán tendencia a comer alimentos que sean *calientes, secos y ligeros*. Una tostada mejicana es un buen ejemplo de ello.

Cuando Kapha se desequilibra, la persona refleja un exceso de cualidades Kapha. Puede adquirir demasiado peso, ser perezoso y holgazán. El que no se mueve del sillón es el ejemplo típico de Kapha en desequilibrio.

Cualidades Pitta

Pitta, como hemos mencionado, es la dosha asociada con la energía. Las personas Pitta serán tipos energéticos, emprendedores y líderes. Las cualidades asociadas con Pitta son: *caliente, seco y ligero*.

Los alimentos que les gusta tomar son *fríos, acuosos y pesados*.

Los helados son los alimentos pacificadores para el Pitta clásico.

¿Cuáles son tus doshas?

¿Cómo sabe uno qué doshas son las suyas? En primer lugar hay que saber que *todos tenemos las tres*. Es un asunto de equilibrio entre las tres doshas.

También es importante tener en cuenta que la anterior descripción de las doshas está muy simplificada. Tan sólo es un apunte para dar una idea general. Además, cada dosha tiene cinco subdoshas, cada una con su papel fisiológico, de manera que las combinaciones y permutaciones entre las doshas y sus subdoshas conducen a una complejidad considerable. Y, además, las doshas pueden estar en equilibrio o no. Si están en desequilibrio, puede ser por exceso o por defecto. Cuando las doshas están en equilibrio, la combinación de ellas se conoce como *Prakriti*. Para simplificarlo, Prakriti es la naturaleza inherente de cada uno, su constitución básica. El grado de desequilibrio de las doshas se conoce como *Vikriti*. Vikriti es el grado hasta el que uno se desvía de su propia naturaleza.

¿Cómo descubrir la Prakriti y la Vikriti de uno? Hay muchas maneras:

En primer lugar, el método comprobado a lo largo del tiempo y usado por los médicos desde la antigüedad: la historia clínica y la exploración. La historia clínica significa formular al paciente preguntas sobre sí mismo. Anteriormente, vimos el tipo de observaciones que le gustaba realizar a Hipócrates sobre sus pacientes. El terapeuta del Sistema Védico Maharishi de Salud puede ser incluso más detallista. Puede formular preguntas que abarcan todo lo que a uno le gusta y no le gusta y todas sus experiencias vitales.

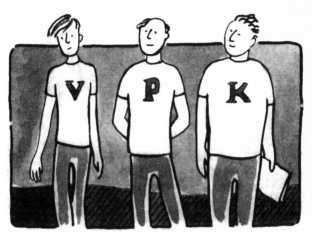

Figura 5: Las tres doshas

Aquellos con predominio de Vata tienden a ser de constitución delgada. Los que tienen más Pitta son de constitución media, mientras los Kapha son más pesados.

¿Tienes apetito bueno, malo o irregular? ¿Prefieres el verano o el invierno? ¿Duermes profundamente o tu sueño es ligero e interrumpido? Entre los alimentos, ¿qué sabor prefieres? ¿Te gusta hacer las cosas de manera inmediata, o prefieres dejarlas para mañana? ¿Recuerdas los sueños? ¿A color? ¿Sobre qué sueñas? ¿Qué tipo de ejercicio prefieres? El terapeuta también observará el color del cabello, el tono de la piel y otras características físicas, como el tipo de constitución (ver figura 5).

Hay libros que exponen estas cuestiones y características para que uno pueda estimar su Prakriti. No los aconsejo, puesto que es fácil confundirse. Al faltar la comprensión de sutilidades, la gente tiende o bien a obtener respuestas conflictivas y a abandonar el asunto, o a quedarse «bloqueados» en una percepción de sí mismos como Vata, Pitta o Kapha. Tras decidir que son Kapha, por ejemplo, se desaniman pensando que nunca más van a poder comer pepinos. Es fácil olvidar que las doshas son patrones subyacentes, corrientes dentro del flujo siempre cambiante de formas y fenómenos. Aunque estos patrones son básicos y primordiales, no nos encasillamos demasiado rápidamente en uno u otro, ¡pues entonces estaríamos siendo cnidianos de nuevo!

Esto tampoco significa que las percepciones propias no sean útiles en el diagnóstico. De hecho, uno tiene acceso privilegiado a sus propios sentimientos y percepciones, y nadie más puede experimentarlos exactamente de la misma forma. No pasa nada por pensar que el sueño es más ligero de lo normal. Es una clave típica del desequilibrio de Vata. A medida que uno se va familiarizando con el Sistema Védico de Salud, el *valor* que hay que dar a tales percepciones será más evidente, de manera que uno lo podrá usar para obtener una imagen real y completa de sí mismo. Éste es nuestro deseo coano, más que quedarnos limitados en una o dos categorías.

Diagnóstico por el pulso

El terapeuta del Sistema Védico también puede obtener mucha información a partir de un refinado método de exploración llamado diagnóstico por el pulso. Tomar el pulso es un símbolo del arte médico desde la antigüedad. Como médicos occidentales, nosotros percibimos el ritmo del pulso. También reconocemos algunas diferencias en el carácter del pulso, de un paciente a otro. Así, un pulso que crece lentamente puede indicar la presencia de una estenosis aórtica en la que el flujo sanguíneo se impele a través de una válvula aórtica estrechada. Las pocas enfermedades detectables a través del pulso en la medicina occidental de hoy son enfermedades graves y el arte del diagnóstico por el pulso es relativamente tosco.

Pero esto no ha sido siempre así. En 1875, un profesor Broadbent del St Mary's Hospital enseñó a sus estudiantes el pulso «pequeño, grande y duro», que relacionaba con enfermedades renales, y el pulso «corto, rápido e irregular», que había observado en enfermedades como la «melancolía», la epilepsia y la demencia aguda.[108]

Se dice que Galeno, el gran médico griego del siglo I a. de C., describió 27 formas diferentes de pulso. El diagnóstico por el pulso se practica en la medicina china y en la tradición india del Ayurveda. Tiene una historia claramente sagrada y se ha respetado en todas las épocas por las diferentes culturas. ¿Por qué Occidente ha perdido interés en esta importante fuente de información?

Tal vez nos da la respuesta esta frase aparecida en *The Lancet* en 1911:

> [...] el espíritu moderno, inspirado por la ciencia, con su pasión universal por la medición, ha llegado al pulso igual que ha llegado a muchos otros objetos y movimientos [...] la ambición, a corto plazo, de métodos instrumentales [...] permite describir el pulso en términos de parámetros [...][109]

Al medir la presión del pulso con nuestro esfigmomanómetro y perder interés en sus características, ganamos precisión pero perdimos su riqueza en matices. La palabra «medida» en sentido moderno implica normalmente la comparación de un objeto con una unidad o estándar externo. Así, si quieres medir tu cintura, rodeas tu abdomen con una cinta métrica y lees tantos trocitos estándar, centímetros o pulgadas, que nuestros antepasados reductivistas, al fraccionar la longitud en unidades, definieron convenientemente para nosotros.

Hay otro sentido más profundo de medida, del cual el uso habitual de la palabra es probablemente una trivialización. Este significado profundamente coano pervive sólo cuando usamos expresiones como «un paso medido», o hacer algo «en buena medida». Aquí, «medida» significa «armonía o proporción adecuada». Para los antiguos griegos, mantener las cosas en su justa medida era esencial para la salud. Cuando algo se pasaba de su medida, significaba que estaba interiormente desequilibrado.

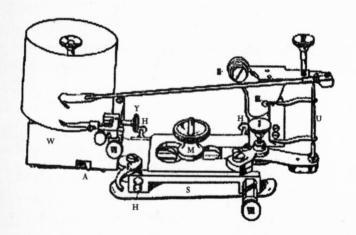

Figura 6: *Análisis del pulso. El esfigmógrafo*
El esfigmógrafo y nuestro conocido esfigmomanómetro se desarrollaron al mismo tiempo. Sólo sobrevivió el esfigmomanómetro como parte del equipo médico estándar. Aunque el esfigmógrafo tenía el potencial de aportar información única, dio paso al más fácilmente interpretable electrocardiógrafo (ECG).

El diagnóstico por el pulso ha sido tradicionalmente un método para «obtener la medida» del paciente, por el que se evalúa hasta qué grado está equilibrado interiormente y, por lo tanto, sano. Hemos reducido el rico conocimiento del pulso a una mera comparación con el peso a una columna de mercurio.

Esta pérdida no sucedió de repente. Durante muchos años, el esfigmomanómetro existió codo a codo con otro aparato, el esfigmógrafo (ver figura 6), que daba una especie de gráfico de la forma ondulada del pulso. El pulso podía entonces observarse como una elevación rápida o lenta, puntiaguda o sostenida...

El esfigmógrafo evidenciaba el carácter del pulso. Eso está mucho más cerca del espíritu en el que la tradición del diagnóstico del pulso ha crecido. Sin embargo, los trazos ondeados del pulso eran difíciles de analizar. No podían segmentarse fácilmente en pequeños trozos o unidades de medida y por lo tanto no encajaban en el espíritu reductivista de la época. Y poco a poco, el esfigmógrafo fue olvidado (fue reemplazado por el electrocardiógrafo o ECG, más fácil de medir). El esfigmomanómetro asumió un papel dominante en la consulta del médico.

El diagnóstico Védico del pulso no es una importación extranjera en la medicina occidental, es una vuelta a las raíces que subyacen escondidas en nuestro pasado. ¿Cómo evalúa el pulso el terapeuta Védico? Aunque se puede estudiar primero intelectualmente, su práctica avanzada es un proceso de reconocimiento, una especie de resonancia entre el terapeuta y el paciente de modo similar al que une una madre con su hijo.

Para una madre, el significado del lloro de su hijo es algo que conoce de manera innata. Nadie le ha tenido que enseñar las características que diferencian el lloro de aburrimiento del lloro de incomodidad real; estas características le son obvias de forma clara. Quien no sea madre, o no haya visto a una madre en acción recientemente, que piense en el sonido de un coche en la calle. Si fuera un «Escarabajo» Volkswagen original, la mayoría sería capaz de reconocer instantáneamente su sonido inimitable, identificarlo y diferenciarlo por ejemplo de otro Volskswagen más moderno o de un coche de otra marca. Ésta es una forma de reconocimiento que no se ha aprendido percibiendo cuidadosamente ni enumerando las cualidades del sonido del Volkswagen, una a una. Se aprende, digamos, «por experiencia», y percibiendo el «sonido como un todo».

Los terapeutas experimentados en el diagnóstico por el pulso son impresionantes. He conocido terapeutas Védicos que, tras unos segundos de tomar el pulso, pueden dar un sumario sorprendente y preciso de cómo está uno, qué incomodidades físicas experimenta, si las hay, y qué dificultades médicas tuvo uno en el pasado. Ello se realiza reconociendo la cualidad del pulso «como un todo». En la simple elevación y caída del pulso hay una verdadera mina de información que puede aportar al médico experimentado cualquier cosa que necesite saber. El grado de sensibilidad que se pone de manifiesto es notable. Se dice que, como en la antigüedad, los médicos (hombres) no podían ni siquiera tocar las muñecas de las pacientes femeninas, el médico tomaba el pulso a través de un fino hilo de seda, colocado alrededor de la muñeca de la mujer, ¡que mostraba a través de una pequeña ventana!

Todo esto puede parecer una idea increíble a los profesionales entrenados en Occidente. Pero no nos debería sorprender si recordamos que por la teoría del caos los científicos han descubierto una gran cantidad de información escondida en lo que parecían ser fluctuaciones aleatorias de la frecuencia cardiaca. Los caologistas dicen que la variación del pulso aporta una gran información. Aunque el terapeuta Védico no analiza tanto la frecuencia del pulso sino sus características, el concepto de información de orden superior contenida en el pulso es el mismo.

Medicina preventiva verdadera

Una de las grandes ventajas de ser coano es el reconocimiento temprano de un desequilibrio. Recordarás que ésta es la tercera estrategia en nuestro escape de la mentalidad farmacológica: encontrar a las personas que vayan a sufrir un infarto o una apoplejía y tratarlos preferentemente. Para el coano, la salud es un estado de armonía con el resto del universo. La desviación de este estado ha de ser evidente antes de que el cnidiano pueda identificar síntomas claros de presencia de enfermedad. La historia clínica, la exploración y el diagnóstico a través del pulso ayudan a identificar el desequilibrio que, aunque no se reconozca como tal, representa un estadio temprano de desequilibrio que se puede manifestar más tarde como enfermedad.

La medicina preventiva se ha considerado una especialidad menor de la medicina, puesto que no encaja bien en el marco cnidiano. Con el énfasis médico en definir y tratar enfermedades específicas y vaguedades sobre lo que significa tratar a la «persona entera», se concibe la prevención como el tratamiento temprano de enfermedades específicas, una a una. El enfoque hacia la totalidad nunca va a tener éxito, y aquella manera de ver la prevención ha conducido a programas de salud fragmentados e insatisfactorios. Así, se nos dice que bebamos leche, no por el bien de nuestro corazón sino por el de nuestros huesos. El vino es bueno para el corazón, dice un estudio, por lo tanto todos deberíamos beberlo. El efecto depresivo del alcohol sobre el sistema nervioso central no se contempla. Las mamografías son buenas para las mujeres de más de 50 años (creemos), por lo tanto todas deberían hacérselas sin tener en cuenta los efectos adversos de la radiación ionizante, y todos los niños deben ser vacunados aunque sabemos que una proporción de ellos sufrirá daño neurológico como resultado.

La que pasa por ser medicina preventiva no lo es en absoluto. El screening cervical y la mamografía, citados a menudo como ejemplo de nuestro buen trabajo en esta área, sólo se pueden considerar detección temprana de la enfermedad. No obstante, en el momento en que la enfermedad es detectable por tales métodos puede, en muchos casos, estar ya muy avanzada. En ocasiones, estas actividades se llaman «prevención secundaria», pero eso no cambia la situación. Si alguien padece una enfermedad en el momento en que se descubre, entonces no la ha prevenido. El término «prevención secundaria» no es más que una cortina de humo por nuestra incapacidad de prevenir realmente la enfermedad.

El estado desafortunado de lo que pasa por ser medicina preventiva es una consecuencia no de falta de buena voluntad y buenas intenciones sino de la falta de conocimiento sobre la totalidad. La enfermedad es la ausencia de salud o de totalidad. Lo contrario no es cierto. La salud, o totalidad, no es la ausencia de enfermedad. Por lo tanto, no es posible obtener una salud perfecta quitando las enfermedades una a una.

Tradicionalmente, se describen por lo menos seis estadios en la patogénesis (formación de la enfermedad) en el Sistema Védico. Solamente en los dos últimos estadios aparecen signos y síntomas reconocibles como enfermedad, de manera que los estadios del uno al cuatro se perciben como desequilibrios tempranos en las doshas del paciente. Como apunta el maestro ayurvédico H.S. Kasture:

[...] cada enfermedad pasa por seis estadios, pero sólo la vemos cuando los signos y síntomas se manifiestan en el quinto estadio [...] Un terapeuta [...] sabio puede comprender los cambios sutiles del cuerpo y su estadio real, y tendrá un gran éxito al controlar los problemas del paciente de forma oportuna, sin complicaciones.[110]

Así, un desequilibrio Vata se puede manifestar al principio como una tendencia a preocuparse o a sentir frío. Un desequilibrio Vata más avanzado puede dar lugar a situaciones de insomnio o ansiedad. Finalmente, un desequilibrio severo de Vata se puede manifestar como enfermedad neurológica. Es el caso del Parkinson o la esclerosis múltiple. Un desequilibrio Pitta puede empezar como una tendencia al enfado, y manifestarse después como dispepsia. El síntoma relativamente indiferenciado de la dispepsia puede evolucionar luego a úlcera péptica. Los desequilibrios Kapha tardan tiempo en desarrollarse, pero una vez establecidos son lentos de mejorar. Un desequilibrio Kapha se puede manifestar primero simplemente como una tendencia a la pereza o la indolencia. Las manifestaciones posteriores del desequilibrio Kapha incluyen ciertos tipos de obesidad, diabetes no insulino dependiente y tumores.

¿Qué doshas están en desequilibrio en la hipertensión? La clave nos la puede dar un hallazgo interesante de la revista *Lancet*, en 1911, que describe el esfigmomanómetro y el esfigmógrafo. Los médicos de esa época descubrieron que la presión medida por el esfigmomanómetro no correspondía muy bien con los diferentes tipos de ondas halladas con el esfigmógrafo. A veces el paciente podía tener un pulso elevado y puntiagudo, mientras que otro, con la misma presión arterial, lo tenía más pequeño y corto (ver figura 7). Esto les confundió. Como el diagnóstico por el pulso se basa en la forma de la ola, esto puede sugerir que la hipertensión puede estar presente en diferentes combinaciones de doshas, y de hecho esto es lo que parece. Aunque la hipertensión es más típica de un problema Vata o Pitta, también puede aparecer en desequilibrios Kapha.

Éste es un fenómeno que se observa a menudo en el Sistema Védico Maharishi de Salud. Dos personas pueden acudir al médico con una misma enfermedad, como el asma (definida cnidianamente). En Occidente, se trata siempre con los mismos fármacos, porque en Occidente, tratamos la enfermedad. El médico Védico puede tratar a las dos personas con asma de forma muy diferente, según el desequilibrio de doshas existente. Él trata a la persona. Si Kapha está en desequilibrio, puede aconsejar a la persona que practique más ejercicio, por ejemplo. Pero si el problema es Vata, el ejercicio puede empeorar el asma.

En Occidente tratamos la hipertensión de la misma manera, pero para el terapeuta Védico el procedimiento correcto es tratar el desequilibrio de las doshas. Desde el punto de vista Védico, una vez que las doshas están en equilibrio, la presión arterial se ocupa de sí misma. Evidentemente, esto se puede comprobar con una monitorización frecuente.

De ello también se desprende que como pueden estar implicadas las tres doshas, la «personalidad» del hipertenso típico puede variar. Los que tienen un desequilibrio Vata tenderán a ser ansiosos y a preocuparse por naturaleza. Cresswell Jones encaja en este tipo. Como Vata es el principio del movimiento, su tensión arterial tenderá a ser errática, unos días alta y otros normal. Este tipo de hipertensión se denomina «hipertensión lábil». Los que tienen un desequilibrio Pitta pueden encajar en la clásica imagen del coronel pletórico e irascible, en quien muchos pensamos cuando imaginamos al hipertenso. (Pitta tiene que ver con la disciplina y el orden, de manera que con frecuencia está bien representado en las fuerzas armadas.)

Si predomina Kapha, se puede esperar que la presión arterial se mantenga, responda más lentamente al tratamiento y tal vez se asocie con aletargamiento y retención de líquidos.

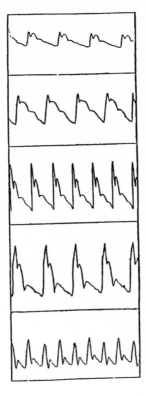

Figura 7: *La misma presión, personas diferentes*

Esta figura muestra los esfigmogramas de cinco individuos. Observa qué diferentes son, y sin embargo todos tienen la misma presión arterial. Aunque la presión arterial nos da información sobre un persona, la forma de la onda del pulso contiene más información (esfigmograma reproducido por cortesía de *The Lancet*).[109]

Pero volvamos con Cresswell Jones:

Aaron, su profesor de Meditación Trascendental, le ha dicho que aprender la Meditación Trascendental no es como aprender a tocar el piano o el violín —no han de pasar varios años antes de hacerlo bien. La mayoría de la gente obtiene resultados muy pronto, normalmente en las primeras dos semanas— lo suficiente para convencerles de que se trata de algo genuino y que vale la pena seguir. A partir de entonces, los beneficios son acumulativos. «Todos somos diferentes», dice Aaron, «y algunas personas tardan unos días más que otras en notar los beneficios». Cresswell ya se ha puesto a sí mismo en el grupo de los «tardones». ¡De hecho, una de sus principales preocupaciones era que él iba a ser la primera persona en quien la técnica no funcionaría! Por lo tanto, cuando prueba la técnica por primera vez no está preparado para la relajación que experimenta. Su primer impulso es reír a placer. Recuerda que es un administrativo de 47 años, casado y que lleva un traje gris.

Un mes más tarde, Cresswell está convencido de que la Meditación Trascendental le está ayudando a mantener su tensión arterial baja. ¡Se encuentra mucho mejor! Pero, ¿cómo sabrá que ha mejorado? Antes de empezar la Meditación Trascendental su tensión estaba bien, pero era debido a las pastillas. Ahora que la practica, la presión continúa estando bien. ¿Sigue necesitando las pastillas? Cresswell decide que lo que debe hacer es coger al toro por los cuernos. Se presentará al Dr. Feldstein y le pedirá que le retire las pastillas. No prevee que lo acepte porque el Dr. Feldstein le dijo que se las debía tomar de por vida, y el Dr. Feldstein es una persona leída y autoritaria. Sin embargo, como le dice a Ellen, ha de hacer una parada. Será firme y directo. Cerrará el armario si es necesario. Está decidido a correr el riesgo. El Dr. Feldstein tendrá que aceptar que, al fin y al cabo, es su cuerpo.

Sin saberlo Cresswell, el Dr. Feldstein ha leído un poco. Le llegó una circular por correo titulada «Escepticismo Sano».[111] Tenía mucha información sobre los métodos que se usan para convencer a los médicos para que receten fármacos. Quizá ha de tener más cuidado. Mucho dinero público está en juego y uno ha de ser responsable. También oye hablar de la «terapia de disminución», en la que se busca la mínima dosis posible de fármaco a la que responde el paciente. Quizá no tenga que leer nada de eso. Mira la agenda. Su siguiente paciente es Jones. Un hombre a quien no le gusta tomar medicación. Puede ser un buen candidato para la terapia de disminución. Se trata de encontrar la dosis a la que responde. Es entonces cuando Cresswell propone reducir un poco la dosis de sus pastillas, y sorprendentemente, el Dr. Feldstein está de acuerdo. Han decidido reducir la dosis a la mitad y encontrarse de nuevo dentro de una semana.

Pasa la semana. El Dr. Feldstein mide cuidadosamente la presión de Jones. Es de 140/82, más o menos la misma que la semana pasada con la doble dosis. El médico le dice que debería estar contento, pero Cresswell tiene el perfume de la victoria cerca de su nariz e insiste en suspender el tratamiento. Una semana más tarde, la lectura es de 145/85, y la semana después de 142/80. Cresswell está exultante, el Dr. Feldstein cauteloso. La semana siguiente tiene 165/90. Cresswell está desanimado y cree que el Dr. Feldstein volverá al tratamiento. Sin embargo, el Dr. Feldstein sugiere otra lectura a la semana siguiente, y aconseja a Cresswell que siga con las «intervenciones no farmacológicas».

Ahora, Jones no está seguro de esas intervenciones. No disfruta con ellas ni la mitad de lo que está disfrutando la Meditación Trascendental. ¿Perder peso, hacer ejercicio, dejar de fumar, bajar el colesterol y evitar la sal? ¿Cómo encajan en el Sistema Védico Maharishi de Salud? Anhela descubrir eso.

Como hemos visto, estadísticamente hablando, está claro que la presión arterial media de una población puede disminuir si esa población pierde peso, hace ejercicio y disminuye el consumo de sal. El problema de Cresswell es que no le gusta correr, ni comer sin sal. Sin conocer la composición de sus doshas, esto puede ser muy frustrante para su médico, que puede pensar que su obligación es convencer a Cresswell de que la opción de correr e ingerir una mínima ración de sal es «para su propio bien».

El dilema epidemiológico está presente tanto al considerar la evidencia de las medidas no farmacológicas como en otras áreas que hemos comentado. Sabemos que sería mejor que todos tomáramos menos sal, pero, como esto puede no ayudar a todas las personas, ¿debemos insistir en ello? Pensando como coanos, ¿puede ayudarnos el conocimiento de las doshas?

Según el Sistema Védico Maharishi de Salud, los alimentos tienen seis sabores principales. Tres de ellos «pacifican» Vata. En este contexto, «pacificar» significa eliminar el exceso de Vata. Estos sabores son dulce, ácido y salado. Los otros tres sabores, picante, amargo y astringente, pacifican Kapha. Pitta se pacifica con los sabores dulce, amargo y astringente.

Tenemos suficiente evidencia para sospechar que Jones tiene demasiada Vata, tiene un claro exceso de Vata. Se preocupa, va de acá para allá, se olvida de las cosas, no duerme bien. Todos estos rasgos indican un exceso de Vata.

Una vez conocí a un paciente que comía puñados de sal directamente de una bolsa. Este tipo de consumo de sal no es bueno para nadie. Sin embargo, la sal, cuando no se consume en exceso, es buena para calmar o «pacificar» Vata, según la sabiduría Védica. Cresswell se sentirá atraído por las comidas saladas y las encontrará satisfactorias. Al intentar una dieta sin sal, se encontrará mal e insatisfecho. Pero, ¿qué pasa con su tensión arterial? Recuerda que en el estudio japonés que comentamos antes, el 60 por ciento de la población no resultó afectado por el enorme consumo de sal. Según el conocimiento Védico, las personas con un desequilibrio de Pitta o de Kapha tenderán a tener más problemas con la tensión si toman un exceso de sal. Y viceversa, una dieta baja en sal les resultará beneficiosa y satisfactoria.

¿No es arriesgado recomendar que algunas personas tomen más sal que otras, cuando los estudios demuestran una relación clara entre el consumo medio de sal de la población y su presión arterial media? Realmente, no. Recuerda que la presión arterial de algunas personas aumenta con la disminución del consumo de sal. ¡Son los epidemiólogos los que están corriendo riesgos! Además, la presión arterial se mide fácilmente. Al leer esto, puedes pensar que tienes un desequilibrio Vata y necesitas más sal. ¡Si al tomar más sal tu tensión arterial aumenta, has de dejar de tomarla y revisar el diagnóstico de las doshas!

A Vata, al ser la dosha asociada con el movimiento, no le va bien el movimiento corporal del ejercicio muy intenso (una dosha también se desequilibra cuando sus cualidades se imponen desde el exterior). De nuevo, el ejercicio moderado es bueno para todos, pero el ejercicio intenso tenderá a crear tensión en una persona de predominio Vata. A Jones no le gusta correr, pero a un hipertenso con desequilibrio de Kapha le iría bien. Jones ha de hacer un poco de ejercicio, tal vez caminar ligeramente durante cuarenta minutos tres veces a la semana, pero no debe hacer ejercicio hasta el punto de fatigarse —nadie debe hacerlo.

Hay mucha complejidad sobre la teoría de las tres doshas que no podemos abordar en este libro. Sin embargo, simplificando, podemos decir que el exceso de peso u obesidad es un desequilibrio Kapha. En el conocimiento Védico se reconoce que las personas con un predominio Kapha tendrán una complexión grande y sólida y llevarán su peso con gracia y facilidad. ¡No es necesario que todos tengamos piernas tan delgadas como jilgueros para cuidar nuestros corazones! Sin embargo, hay un punto en el cual el exceso de peso no es bueno para nadie, y éste es el motivo por el que los estudios estadísticos demuestran inequívocamente que una de las mejores cosas para disminuir la tensión arterial es bajar peso cuando la persona lleva más peso del que le resulta cómodo.[112]

Aunque esto se reconoce en Occidente, para muchas personas obesas es notoriamente difícil perder peso de forma que se mantenga. De nuevo, el Enfoque Védico puede ser de gran ayuda.

Kim era un vidriero de 40 años que aprendió Meditación Trascendental para superar el estrés de llevar su pequeño negocio. Presentaba un sobrepeso evidente, un problema que tenía desde hacía años y no había sido capaz de superar. Aunque había intentado muchas dietas, cuanto más lo intentaba, más difícil parecía perder peso de forma permanente. ¡Tres semanas después de aprender Meditación Trascendental me llamó encantado para decirme que había perdido cuatro kilos! Esto había pasado de forma espontánea. De alguna manera, para Kim, creció la idea de que, al final, no es agradable tener sobrepeso, aunque a corto plazo es gozoso comer. La mente es atraída espontáneamente hacia el placer. Una vez queda claro que hay más placer en tener un peso normal queen comer más, la elección de comer menos es muy fácil. Kim no pensó esto de forma consciente, el proceso sucedió espontáneamente, en el preconsciente de la actividad mental refinada. Para Kim fue sencillamente una sorpresa encantadora.

¿Y qué hay del colesterol?

¡La historia del colesterol! Hasta aquí, en este libro no he hablado mucho sobre el compañero demoniaco que, junto con la hipertensión, está fijado en la mente de las personas. Lo trato ahora con rapidez, ¡sabiendo que puede muy fácilmente ser el tema de otro libro más largo! Es suficiente decir que si el dilema epidemiológico ha conducido a debate el tratamiento de la hipertensión, ésta es una escaramuza menor comparada con el embrollo del colesterol, con sus pronunciamientos dogmáticos y trastrueques abruptos. ¿Debemos comer huevos o no? Hace cinco años, se decía contundentemente que no. Ahora, parece que podemos.[113] No debe sorprender que la gente se quede confundida, dándole vueltas a la cabeza, puesto que también «existe una confusión significativa entre los profesionales de la salud».[114]

En este escenario desordenado me gustaría poner énfasis en los siguientes puntos:

1. El colesterol es una sustancia necesaria para el organismo.

2. La mayoría de colesterol se produce en el hígado. Sólo una tercera parte procede de la dieta.

3. El colesterol sanguíneo se puede disminuir con una dieta baja en grasas, pero la mayoría de estudios demuestran que el colesterol de la dieta juega un papel menor en el aumento del colesterol. Por lo tanto, por lo menos desde un punto de vista científico, la yema de huevo, que es alta en colesterol, ahora «va bien».

4. La evidencia contra el colesterol alto es estadística. Igual que vimos en la hipertensión, sabemos casi con certeza que si una población tiene un promedio de colesterol elevado, tendrá una alta incidencia de enfermedad cardiaca. Pero no conocemos lo suficiente a las personas para afirmar qué individuos tendrán problemas cardiacos. Mucha gente con el colesterol alto ha vivido muchos años. La mayoría de infartos de miocardio suceden en personas con el colesterol normal.

5. Un colesterol alto es un factor de riesgo estadístico para la enfermedad cardiaca y la apoplejía, y por lo tanto se debe tener en cuenta junto con otros factores de riesgo, como la tensión arterial alta y el tabaquismo. La coacción para tratar el colesterol alto con fármacos es cada vez mayor y cada vez a niveles de colesterol menores, igual que sucedió con la hipertensión. Puede no ser necesario o beneficioso para todo el mundo disminuir su colesterol. Una revisión de un gran número de estudios demostró que los hombres con niveles de colesterol por debajo de 4,14 mmol/l tenían un 20 por ciento más de muerte por cáncer, un 35 por ciento más de muerte por heridas, un 40 por ciento más de muerte por causa no cardiovascularno cáncer, y un 50 por ciento más de muerte por enfermedades del sistema digestivo.[115]

6. La manera de transportar el colesterol por la sangre es

importante. Las lipoproteínas de baja densidad (LDL) parecen ser «las malas» de las proteínas transportadoras. Esto es cierto sobre todo cuando están en su forma oxidada. (La mantequilla rancia es mantequilla oxidada, y podríamos pensar en las LDL oxidadas como LDL rancias.) Los antioxidantes son sustancias que convierten las moléculas oxidadas en moléculas no oxidadas. La fruta y verdura frescas contienen antioxidantes. Diversos estudios demuestran que la dieta rica en alimentos antioxidantes protege contra la aterosclerosis. Pero la suplantación directa de la dieta con una molécula artificial como el betacaroteno, no. La naturaleza ya lo sabía perfectamente bien, como vimos en el estudio DASH, en el que se demostró que los alimentos integrales frescos son beneficiosos para la hipertensión. Los alimentos integrales contienen algo que «es más que la suma de las partes» y que no encontramos en los sustitutos artificiales. Ese «algo más» implica una gran diferencia. Si es cierto (y cada vez parece más que lo es) que el colesterol-LDL oxidado es el mayor culpable de la formación de la aterosclerosis, entonces un suplemento alimenticio Védico de Maharishi conocido por Amrit Kalash puede aportar mejor solución al problema del colesterol que una simple disminución del mismo. Esta preparación ha sido objeto de estudio intenso por el profesor Hari Sharma, profesor emérito de Patología de la Facultad de Medicina de la Universidad de Ohio, y sus colaboradores.[116] Elaborado según una receta antigua con plantas cuidadosamente cultivadas y preparadas, ha demostrado ser un poderoso antioxidante. El trabajo del Dr. Sharma ha dado lugar a otros estudios sobre este compuesto en India, Rusia, Japón y Holanda.

7. La práctica regular de la Meditación Trascendental se ha asociado con niveles menores de peróxidos lípidos (lípidos oxidados) en un estudio exploratorio.[117]

Tratamiento coano

Tumbado en la mesa de Abhyanga, Cresswell Jones cree estar en el cielo. El aceite pacificador de Vata, especialmente preparado, perfuma el ambiente mientras se estira con deleite. Ha recibido un masaje corporal total como parte del Panchakarma de Maharishi. «Abhyanga» significa literalmente «una mano amiga», y hoy, cuatro manos amigas pertenecientes a dos técnicos bien entrenados, han estado masajeando su cuerpo de mediana edad, uno a cada lado de él, con movimientos seguros y perfectamente coordinados. Ahora, han llegado al Shirodhara, momento en que el aceite se vierte desde un recipiente por encima de él y se deja correr por su frente y cabeza. Antiguamente, al Panchakarma se le conocía por «el Tratamiento Real». ¡Ciertamente, da fe de ello!

Hemos estado hablando del diagnóstico coano. ¿Y el tratamiento coano?

Si las doshas no se encuentran en equilibrio, entonces el tratamiento implica la corrección del desequilibrio dóshico. Así, el paciente recibe exactamente el tratamiento adecuado. Ya hemos visto que uno de los principales métodos para corregir los desequilibrios de las doshas es a través de la dieta. En el Sistema Védico Maharishi de Salud, los alimentos se valoran no tanto por su composición molecular, sino según la manera en que su sabor y otras cualidades influyen en las doshas. Ya hemos dicho que el sabor salado pacifica Vata, por ejemplo. Los suplementos de plantas medicinales se usan de manera similar. Los ajustes en nuestro estilo de vida, la hora de levantarse, la mejor hora para comer, etc., también se emplean para «pacificar» las doshas. Todos podemos recibir el tratamiento de purificación eficaz y especializado que Cresswell ha recibido, conocido como el Panchakarma de Maharishi.

El Panchakarma es una experiencia rejuvenecedora única. Consiste en una serie sistematizada de pasos con procedimientos a base de aceite, masaje, calor y eliminación diseñados para eliminar las impurezas del cuerpo. En el Sistema Védico se entiende que estas impurezas son fruto del exceso de una o más doshas.

Un simple cambio de dieta es una de las formas más fáciles de «pacificar» una dosha. Como hemos mencionado, aquí se aplica el «principio de los opuestos». Una dosha en exceso se pacifica con las cualidades opuestas a sí misma. Las cualidades de Vata, por ejemplo, son sequedad, frío y ligereza. Así, Vata se pacifica con alimentos calientes, pesados y untuosos. Una lasaña, por ejemplo, pacificará el exceso de Vata. Un desequilibrio de Pitta se trata mejor con alimentos fríos y acuosos como el melón o el pepino. Los que tienen un predominio de Kapha han de tener cuidado de no comer en exceso y seguir una dieta ligera. Tu terapeuta Védico Maharishi puede ayudarte a encontrar la dieta adecuada para ti.

Tratamiento con plantas

La Ciencia Védica incluye un gran conocimiento de plantas medicinales y cómo pueden ayudar a restablecer la salud. Alguna de estas plantas, como la rauwolfia, se ha adoptado en la farmacopea occidental, se han aislado sus «principios activos» y se han convertido en fármacos. Así, el fármaco reserpina, aislado de la planta rauwolfia, fue uno de los primeros fármacos usados para la hipertensión en Occidente, y sigue usándose hoy, especialmente en los EE. UU.[118]

Los suplementos de plantas son muy eficaces para corregir los desequilibros de las doshas. Aunque su función, igual que todas las intervenciones Védicas Maharishi, consiste en sugerir al organismo que se reequilibre, no se debe pensar que son tan sutiles, que son ineficaces. Como mencioné en el capítulo de farmacología, he tenido éxito con las preparaciones de plantas medicinales en casos en los que los fármacos occidentales habían fracasado. Nigel, otro ejemplo, es un bibliotecario de mediana edad que acudió a mi consulta después de que su médico le dijera que debería tomar pastillas el resto de su vida. Estudioso por naturaleza, a Nigel no le atraía el ejercicio y hacía el mínimo posible. Tenía algo de sobrepeso. Había intentado comer sin sal y la acupuntura, sin éxito. Su pulso indicaba un persistente desequilibrio de Vata con sobreesfuerzo mental.

Programé tomarle la tensión a lo largo de un mes para tener una idea del nivel básico de Nigel. En la tercera visita la tensión le había subido de los 130/100 iniciales a 180/130. Nigel se quejaba de una sensación vaga y de mareo, «como si se hubiera tomado unas copas». Las cosas han ido demasiado lejos, pensé. Nigel tenía lo que se conoce como hipertensión acelerada, un camino resbaladizo hacia la hipertensión maligna. Decidí iniciar tratamiento con un IECA. También concerté una cita con el especialista para descartar un caso raro de hipertensión secundaria. Un mes más tarde, tomando la dosis plena de IECA más un diurético pautado por el especialista, Nigel todavía no estaba bien. La tensión rondaba los 155/100. Entonces decidí añadir un suplemento de plantas del Sistema Védico Maharishi de Salud. Empezó con una dosis pequeña y al cabo de una semana su tensión era de 126/92. Le aumenté la dosis de las plantas y disminuí la del IECA. Esto sucedió hace unos siete años. Nigel no es un paciente modelo en absoluto. A pesar de mi insistencia no ha conseguido bajar de peso ni realiza ejercicio. Sin embargo, su tensión arterial reflejaba unos 120/86 muy satisfactorio. En el momento de escribir este libro, el paciente ya no precisa IECA ni diurético y la mejora de su tensión parece debida exclusivamente a la preparación de plantas que toma cada día, ya que si deja de tomarla su presión aumenta.

Entonces, ¿las plantas Védicas no son «fármacos» primitivos? Ésta es la opinión de la mayoría de farmacólogos occidentales. Sin embargo, esto es olvidar el motivo por el que se dan estas plantas.

Una de las consecuencias de la gran inclinación hacia el reductivismo en el siglo XVII fue intentar reducir las medicinas a sus «ingredientes activos» y separar lo que se consideraba superfluo. Así, la farmacología occidental intenta simplificar las cosas y se adhiere al principio de «una enfermedad, una molécula terapéutica». No se intenta que los suplementos Védicos de plantas tengan un efecto químico específico, sino múltiples efectos químicos sobre el organismo como un todo. La complejidad de interacciones de los diferentes compuestos químicos de la planta con el cuerpo es importante. Se dice que la sinergia de estos componentes actúa como una especie de modelo o ejemplo para el organismo, de cómo se ha de ordenar. La Ciencia Védica muestra que los constituyentes químicos de una planta actúan juntos para crear «un todo que es mayor que las partes».

Como afirma el profesor Hari Sharma:

> Los que hacemos investigación médica no estamos acostumbrados a coger las flores, los tallos y las raíces y machacarlas hasta obtener un popurrí de varias sustancias, sino que solemos buscar un único ingrediente activo, una bala mágica para disparar a cada enfermedad [...] Los antiguos suplementos de plantas medicinales del [Sistema Védico Maharishi de Salud son] [...] un caldo rico de moléculas que enriquecen la fisiología humana por completo. No se intenta aislar moléculas individuales y estos suplementos no son fármacos en absoluto [...] recientes experimentos científicos han demostrado que estas fórmulas son sumamente eficaces —y virtualmente sin efectos secundarios.[119]

La simplicidad del Sistema Védico de farmacología no procede de considerar los componentes moleculares de especies vegetales, sino el efecto que la planta tiene sobre las doshas. Sostiene que, para la vida, son más fundamentales las doshas que las moléculas. Al tratarlas , podemos atajar la complejidad de las reacciones químicas. En la mayoría de los suplementos de plantas Védicas Maharishi el efecto sobre las doshas se puede predecir por el sabor y la calidad de la preparación, igual que en el caso de los alimentos. No hay necesidad de disponer de un laboratorio caro, ni hileras de tubos de ensayo, ni técnicos con bata blanca. Todos tenemos un «laboratorio dóshico» excelente: la lengua.

Como las preparaciones se diseñan para enriquecer la «fisiología en su totalidad», la incidencia de efectos secundarios de los suplementos de plantas Védicas Maharishi es baja. Un estudio de una preparación Védica Maharishi llevado a cabo por el profesor Sharma detectó solamente efectos secundarios menores —un ligero enrojecimiento y molestias gastrointestinales en el 5 por ciento de personas, que desaparecieron al disminuir la dosis. Los análisis de sangre estándar no evidenciaron efectos tóxicos.[119]

Evidentemente, algunas plantas son venenosas. El hecho de que una preparación esté basada en plantas no garantiza su seguridad. Sin embargo, las fórmulas del Sistema Védico Maharishi de Salud se basan en la experiencia de miles de años. De la misma forma, algunas plantas son muy poderosas. Esto lo reconoce la Ciencia Védica. Se dice que un grupo especial de plantas tiene efectos que sobrepasan a los derivados de su sabor y cualidad. Estos efectos singulares y poderosos se conocen como efectos *prabhava*. La rauwolfia es un ejemplo de sustancia que ejerce un efecto prabhava; otra es la digital. La medicina occidental se ha apropiado de las dos porque, en Occidente, se buscan resultados a corto plazo, y no se aprecia el valor a largo plazo de los suplementos de plantas medicinales. La rauwolfia puede ser una planta muy útil en el tratamiento de la hipertensión, pero se debe usar con cuidado y en combinación adecuada con otras plantas, pues puede tener efectos secundarios en algunas personas. A su «ingrediente activo», la reserpina, todavía usada en Occidente, también se le han detectado efectos secundarios, especialmente depresión y bloqueo nasal. Por este motivo, en la mayoría de países, la rauwolfia y la reserpina son fármacos que solamente pueden ser prescritos por un médico.

Como nota de precaución, algunos proveedores que hacen publicidad de las preparaciones ayurvédicas pueden no tener el conocimiento de fondo necesario para preparar estos compuestos adecuadamente y en las combinaciones correctas, y las plantas que usan pueden no haber sido cosechadas de la manera meticulosa prescrita por las recetas antiguas, haciendo que las preparaciones no sean muy efectivas. En cambio, las preparaciones de plantas del Sistema Védico Maharishi de Salud se elaboran cuidadosamente y se han comprobado durante miles de años, bastante más y por más personas que lo que puede hacerse con un fármaco occidental.

A veces, las preparaciones de plantas en general son criticadas en el sentido de que un fármaco se puede estandarizar más fácilmente que una planta multimolecular. Sin embargo, ahora se pueden «tomar las huellas digitales» de las preparaciones de plantas con métodos científicos modernos como la cromatografía de líquidos. Esto otorga la confianza de que lo que se ve en la etiqueta es lo que contiene el recipiente.

En Occidente se han usado ingredientes activos de otras sustancias naturales para tratar la hipertensión (los IECA proceden de una sustancia extraída originalmente del veneno de una serpiente, la víbora de hoyo sudamericana). Los IECA disminuyen la tensión arterial (en el 60 por ciento de personas), pero no ayudan necesariamente a la persona, aparte de bajar su presión. Las preparaciones del Sistema Védico Maharishi de Salud se diseñan para curar a la persona profundamente, de forma que la presión arterial normal es el resultado natural de ello. Una consecuencia de esto es que el consumo de estas preparaciones, después de cierto tiempo, se puede suspender o reducir a una dosis muy pequeña, sin volver a tener la tensión alta. Mientras los fármacos occidentales intentan bajar la tensión, las plantas Védicas intentan curar.

El objetivo es encontrarse bien

Cualquier cosa que equilibre las doshas nos sienta bien. El desequilibrio de las doshas es incómodo y la persona no se siente feliz. En un mundo confundido, tendemos a dejar guiar nuestro comportamiento por todo tipo de consejos arbitrarios sobre lo que deberíamos comer y cómo nos deberíamos comportar en nuestra rutina cotidiana. Esto procede primero de nuestros padres, abuelos y profesores, y más tarde de médicos, autoridades de salud pública y compañeros. Con frecuencia oímos, por ejemplo, que tenemos que hacer un buen desayuno. Si a un grupo de veinte personas le pregunto: «¿quién cree que tenemos que desayunar bien?», todos levantan la mano. Pero cuando pregunto: «¿cuántos de vosotros desayunáis bien?», ¡bajan dos terceras partes de las manos! En el Sistema Védico, al contrario de lo que nuestras abuelas nos pueden haber dicho, el desayuno es la comida menos importante del día y sólo se debe hacer si se disfruta con él. Haz lo que creas oportuno.

Escucha tu cuerpo

En *The Heart Single Field Theory*, Jaques Boivin dice: Si queremos entender la naturaleza del universo tenemos una ventaja escondida: somos una parte pequeña de él y por lo tanto llevamos la respuesta en nuestro interior».[120]

Una de las principales características de la Ciencia Védica es que obtenemos la información de nuestro interior. Podemos confiar en nuestra propia fisiología para que nos diga qué es lo mejor para nosotros. Nadie ha de decir a un gato que coma hierba cuando se pone enfermo; parece saberlo de forma instintiva. Piensa: «¿disfruto con el desayuno?», «¿me apetece?». Tu propio cuerpo es tu mejor guía. En Occidente solemos estar fuera de contacto con nuestros instintos e intuiciones. Podemos usar nuestro autoconocimiento para que nos guíe hacia nuevas formas de comportamiento. En general, en cualquier intervención sólo nos tenemos que formular esta simple pregunta: «¿Me siento bien?», «¿me siento ligero y feliz con ello?». Si la respuesta es «sí», entonces el nuevo hábito, tanto si es un tipo de ejercicio, un cambio de dieta o acostarte más temprano, es bueno para ti.

Reemplaza un hábito por otro mejor

Evidentemente, hemos de tener en cuenta la fuerza de los hábitos atrincherados en nuestro comportamiento. Sin embargo, como vimos en el caso de Kim, que empezó espontáneamente a comer de forma más adecuada, los malos hábitos tienden a desaparecer conforme crece la conciencia. A medida que nos familiarizamos con estados más sutiles de pensamiento y con la conciencia más amplia asociada a la conciencia pura, aumenta la capacidad para realizar buenas elecciones.

He observado que este proceso, llamado refinamiento del deseo, es beneficioso en muchos tipos de adicciones, sean a la comida, el alcohol, los cigarrillos o el trabajo. Alex era un arquitecto en la cincuentena que aprendió Meditación Trascendental hace años. Vino el segundo día de instrucción, diciéndome con una agradable sonrisa: «Creo que, en unos meses, la Meditación Trascendental se habrá pagado por sí sola». «¿Y cómo así?», le dije. «Bueno», contestó, «esta tarde tenía la cajetilla de cigarrillos y el encendedor encima de la mesa, como siempre. ¡Normalmente, habría fumado cuarenta cigarrillos, pero hoy sólo he fumado quince!».

Éste no es un hecho aislado. Personas que han fumado mucho durante años observan que, después de aprender Meditación Trascendental, acuden menos al estanco por cigarrillos. Un paquete medio gastado se queda en el bolsillo sin ser usado. Muchas personas dejan de fumar de esta manera, o les es más fácil seguir los consejos en un curso típico para «dejar de fumar». Estudios realizados en meditadores confirman que el hábito es menos compulsivo a medida que la persona va meditando de forma más regular.[121]

Hacia la salud perfecta

El *Sushruta Samhita*, un antiguo texto Védico, define así a la persona sana o integral:

> Aquél que tiene las *doshas* en equilibrio, cuyo apetito es bueno, cuyos *dhatus* [tejidos corporales] funcionan con normalidad, cuyos *malas* [productos de excreción] están en equilibrio, y cuyo Ser, mente y sentidos están llenos de dicha, es una persona sana. (Sush. Su. 15.38)[122]

Al ayudar a mis pacientes a ganar la habilidad de trascender el pensamiento, encuentro que, con el sentido de totalidad que la persona desarrolla, surge un sentido más profundo del Ser. Con ello viene un sentido de contentamiento interno, dicha, la alegría de regresar a uno mismo.

Podemos aprender a confiar en nuestros deseos a medida que crece la conciencia y desaparecen los hábitos insanos. Entonces el conocimiento de las doshas puede ayudar a satisfacer nuestro intelecto, en el sentido de que nuestro comportamiento está en el rumbo correcto a medida que nos movemos hacia la salud perfecta.

El plan en su sitio

De esta manera, tenemos dos de las tres estrategias de escape para liberarnos del dilema epidemiológico y la tiranía de los fármacos. La primera es la técnica universal para crear unidad, la Meditación Trascendental. A lo largo de este capítulo hemos apuntado la segunda estrategia. Consiste en encontrar terapias que «encajen con la persona», en lugar de hacer recomendaciones para todos. El sistema de las tres doshas del Sistema Védico Maharishi de Salud nos permite descubrir y respetar la diversidad que existe en nosotros y tratar a cada persona exclusivamente.

¿Hasta dónde podemos llegar con esta idea coana? La tercera estrategia consiste en identificar de antemano a los que puedan tener apoplejía o infarto de miocardio y tratarlos antes de que aparezca el problema. ¿Podemos, con el conocimiento de las tres doshas, predecir exactamente qué personas están en vías de sufrir un infarto de miocardio, incluso sin recurrir a tomar la tensión arterial, el colesterol o cualquier otra medida occidental?

Aunque, al parecer, no se han realizado estudios al respecto, parece parece muy probable que un Vaidya experto (un terapeuta entrenado en el Sistema Védico Maharishi de Salud) pueda reconocer los signos tempranos que pueden conducir a un infarto mucho antes de que aparezcan los signos mencionados. No lo va a denominar «enfermedad cardiaca temprana». En parte, porque en el Sistema Védico existe menor tendencia a «nombrarlo» todo, pero sobre todo porque el desequilibrio está todavía indiferenciado en ese estadio, manifestándose no como un problema específicamente relacionado con el corazón, sino como un exceso o un vacío de una o más doshas o subdoshas. El vaidya podrá entonces dar algunas recomendaciones que ayudarán a crear un equilibrio dóshico adecuado y a apartar el peligro incluso antes de que el corazón resulte dañado.

Soy perfectamente consciente de que al exponer las virtudes del diagnóstico por el pulso y el método de las tres doshas del Sistema Védico Maharishi de Salud, me desvío del cómodo territorio basado en la evidencia que prefieren la mayoría de mis colegas. Espero que la exposición de las limitaciones de la investigación epidemiológica haya aclarado mis razones para ello. La medicina ortodoxa está tan enamorada de la evidencia en la población que ha olvidado casi por completo que estamos tratando a gente. Nos hemos de orientar más a la persona, para entenderla en su totalidad. Nos corresponde a nosotros expandir nuestra filosofía y ser más coanos. Como médicos y pacientes hemos de estudiar con sinceridad las enseñanzas que nos llegan de otras culturas, en lugar de interpretarlas a través de nuestro tamiz conceptual. Encontraremos una rica fuente de conocimiento que complementa el nuestro a la perfección. Para ello, precisamos humildad, pero nos recompensará saber que el conocimiento Védico nos habla tan poderosamente como lo ha hecho a numerosas culturas en el pasado. El conocimiento del Veda es universal. La teoría de la relatividad de Einstein fue formulada por un judío alemán, pero no pensamos que sea un conocimiento judío o alemán. Es un conocimiento universal que nos pertenece a todos. El conocimiento Védico no pertenece sólo a India, sino a todas las culturas.

Entonces, ¿significa esto que debemos dejar de ser cnidianos? Vimos anteriormente que Hipócrates, como coano magnífico, también combinó el sistema cnidiano de forma magistral. Los dos sistemas no son opuestos, sino complementarios, y no nos gustaría prescindir de la esencia del conocimiento cnidiano. La corriente cnidiana de pensamiento es una valiosa herramienta, si se aplica adecuadamente. En realidad, en los vedas encontramos elementos del método cnidiano, en una sección conocida como Nyaya. Un cincel no es un buen martillo, ni se puede usar como destornillador. Siendo predominantemente cnidianos en medicina, hemos tendido a usar una herramienta para todos los objetivos. Esto no es bueno, pero podemos usar la herramienta para el propósito para el que fue creada.

Mientras tengamos en mente que las categorías cnidianas son simplemente convenciones y no les permitamos apropiarse de una vida propia, el sistema cnidiano nos facilitará la comunicación y la precisión del pensamiento. A veces, nombrar una enfermedad puede ser tranquilizante para el paciente, que ve que sus síntomas son «reales» y han sido escuchados y entendidos. Los estudios de población, y especialmente el trabajo cnidiano de estadística, nos han aportado una valiosa información sobre el comportamiento de las poblaciones. Por lo tanto podemos seguir siendo cnidianos mientras aprendemos a ser coanos. En el siguiente capítulo volveremos a visitar el campo cnidiano. Del comportamiento de las poblaciones se pueden extraer algunas conclusiones interesantes que tienen relevancia directa sobre la presión arterial.

13. Todo junto

Hemos tratado el gran número de factores, conocidos y desconocidos, que contribuyen a que una persona tenga un infarto de miocardio. Hemos argumentado que al crear salud con las técnicas del Sistema Védico Maharishi de Salud, podemos ser capaces de corregir espontáneamente estos factores para curarnos desde dentro hacia fuera. Los estudios de la Meditación Trascendental confirman esto, pero incluso si seguimos este consejo hay otro factor muy curioso que en ocasiones puede actuar contra la persona. Podemos exponerlo de la manera siguiente: es difícil para cualquier individuo estar sano en una sociedad que generalmente es insana. La sociedad está formada por personas, pero existe una unión dinámica entre cada individuo y la sociedad a la que pertenece. Puede sorprender, pero cuantas más personas enferman más difícil es para los demás mantenerse bien. Pero podemos pensar también al contrario: ¡cuanta más gente mejora, más difícil es para los demás seguir enfermos! ¡Si queremos alcanzar salud perfecta por nosotros mismos, hemos de llevar a nuestros conciudadanos con nosotros!

Éste puede parecer un hecho improbable. Implica que cuanta menos gente tenga la tensión alta en la sociedad, más difícil será para *cualquiera* tener la tensión alta. En otras palabras, cuanto más cerca esté nuestra tensión arterial media de su nivel óptimo, menos probable será que haya personas con la tensión arterial anormalmente alta. ¿Podría ser que nos influimos unos a otros tan íntimamente que incluso nuestras presiones arteriales están relacionadas?

Por sorprendente que pueda parecer, precisamente esta idea ha sido propuesta por epidemiólogos y probada experimentalmente por uno de los más respetados, el profesor Geoffrey Rose. El profesor Rose, con su colega el profesor Simon Day, revisaron datos del estudio Intersalt, el estudio multicéntrico internacional que vimos cuando hablábamos de la relación entre el consumo de sal y la hipertensión. Observaron 52 grupos sociales diferentes de 32 países distintos. En cada una de estas poblaciones había, como decían los autores «relaciones independientes y estrechas entre la población media y la prevalencia de la desviación para cada una de las variables estudiadas».[123] Entre estas variables estaba la presión arterial.

> [...]distribuciones de características relacionadas con la salud aumentan y disminuyen como un todo [...] De esta manera, la población tiene una responsabilidad colectiva sobre su propia salud y bienestar, incluyendo la de las personas que se desvían de éstas.

Así, si un miembro de la población tiene la presión arterial alta, ¡es por culpa de todos! Al disminuir la presión arterial, *incluso si no tenemos la presión alta,* ¡estamos ayudando a nuestro vecino a que baje su tensión arterial! De la misma manera, cuando nuestro vecino hace algo para mejorar su tensión arterial, ¡mejora la nuestra también! Al mejorar la presión arterial media, *la de toda la población se dirige hacia la normalidad.*

Rose y Day argumentan, como yo lo he hecho en este libro, contra la dicotomía que implica el nombre hipertensión. En realidad, no existe una distinción clara; hay una distribución vaga de presiones arteriales, desde bajas, a normales y altas en todas las poblaciones. Incluso van más allá, y contradicen la dicotomía entre la normalidad y la desviación en cualquier esfera:

> Se supone que existe una distinción clara entre la normalidad y la desviación tanto si el atributo es fisiológico (como la presión arterial), conductual (como beber o comer), o social (como la agresión). Esta visión es atractiva porque se concentra la atención en las personas que tienen claramente problemas y al mismo tiempo tranquiliza a la mayoría: ellos están bien y no son responsables de la minoría [...] Si la normalidad y la desviación son independientes, entonces la mayoría «normal» tiene libertad para reprobar a los que se desvían. Los grandes consumidores de alcohol son censurados, pero la moderación no tiene crítica. La obesidad es mala, pero cierto peso está aceptado socialmente (incluso en poblaciones con sobrepeso). Los hinchas de fútbol son desviados criticados, pero, especialmente en la economía de mercado, la agresión menos manifiesta es frecuente y normalmente incitada. En cada caso, la población como un todo desconoce los extremos de su propia distribución: la hipertensión, la obesidad, el alcoholismo y otros problemas conductuales se pueden considerar aisladamente [...].

Rose y Day incluyen los hábitos de comer y beber, expandidos contagiosamente entre la población y que afectan a algunas personas más que a otras.

> [...] pero si el extremo pertenece a la distribución y los problemas de la minoría existen como consecuencia de los atributos de la mayoría, no es posible considerar que el comportamiento normal (de la mayoría) no tiene consecuencias más

amplias. La forma en que come, bebe y se comporta la gente, incluso si no es dañina para ellos [...] puede determinar como otros, más vulnerables, sufrirán a consecuencia de ello. *La salud de la sociedad es integral.*

¡En esencia, esto significa que de alguna manera, la mayoría que tiene la presión más baja arrastra la presión arterial de la minoría cuya presión arterial puede haber aumentado!

Los epidemiólogos han utilizado este argumento para promulgar dietas generalizadas para todos. Todos deberíamos tomar menos sal y el problema de la hipertensión desaparecería. Mientras este razonamiento nos seduce, como hemos visto, nos ha conducido a la trampa de tratar a todos los seres humanos como si fueran iguales. Podemos llegar al objetivo de reducir la presión arterial de una forma mucho más refinada con la comprensión de las doshas. La dieta pesada y alta en calorías tan popular en Occidente, es mucho más perjudicial para un Kapha que para un Vata, a quien ciertamente le puede ir muy bien. Muchas autoridades, tras reconocer que la obesidad está muy relacionada con la enfermedad cardiaca, fomentan una dieta baja en grasas y en calorías. Ésta favorece a los que tienen una tendencia Kapha, pero es demasiado ligera y poco nutritiva para el Vata, que se sentirá incómodo con ella. ¡Si antes teníamos Kapha vulnerables, ahora tendríamos Kapha satisfechos y Vata frágiles! Las dietas generalizadas, desde el punto de vista Védico, son casi tan brutales como el «bombardeo en alfombra» de la población con fármacos. La respuesta consiste en dar a cada uno el conocimiento que necesita para que conozca su naturaleza dóshica, de forma que cada persona pueda encontrar el tipo de dieta que le va bien. Recordarás que ésta es nuestra segunda «estrategia de escape» del dilema epidemiológico. Si se llevara a cabo a gran escala, la presión arterial de una población se acercaría a la normal y llevaría el extremo de la curva de distribución hacia la normal. La mayoría (de normotensos) ayudaría a la minoría (de hipertensos).

Que todos nos influenciamos unos a otros, cuando nos hablamos, cuando ponemos un ejemplo, por persuasión y por las represiones de la sociedad, es intuitivamente obvio. La idea de que interactuamos colectivamente se desarrolla a mayor nivel en el Sistema Védico Maharishi de Salud, y se explica en términos de conciencia. Hablar, actuar, persuadir y las costumbres de la sociedad tienen su origen en el pensamiento. Cuando hacemos o decimos algo, nuestra acción o nuestra conducta se origina en un pensamiento de hablar o hacer. A su vez, el pensamiento surge en nuestra conciencia. Desde la perspectiva Védica, la conciencia no acaba en el límite de nuestro cerebro ni de nuestra piel. La conciencia se ve como un campo, como el campo gravitatorio o electromagnético, pero más profundo y fundamental. El campo de conciencia al que se refiere la Ciencia Védica se corresponde a lo que en física se denomina Campo Unificado. En esta visión, no estamos separados unos de otros, sino que tenemos una fuente común en la conciencia. Podemos pensar que somos como olas en el mar de la conciencia. Cada ola contribuye al estado del océano como un todo.

Maharishi ha señalado que igual que cada individuo tiene su conciencia, cada grupo de individuos tiene también su «conciencia colectiva». Pensemos en el «espíritu de equipo» generado en un equipo de fútbol, por ejemplo. Se crea un todo que parece más grande que la suma de sus partes individuales. En los años 60, Maharishi sugirió que la conciencia de grupo mejora a medida que la gente desarrolla su conciencia individual. Explicó el concepto de «conciencia colectiva» de la siguiente manera:

Igual que la conciencia de un individuo determina la cualidad de sus pensamientos y de su comportamiento, también existe una conciencia colectiva de la sociedad; una conciencia colectiva de cada familia, ciudad, estado o nación, con su propia realidad y la posibilidad de crecimiento. La calidad de la conciencia colectiva de una sociedad es un reflejo directo y sensible del nivel de conciencia de sus miembros individuales.[124]

La conciencia colectiva es un poco como el aire que respiramos, sobre el que tenemos la responsabilidad de asegurar su pureza no contribuyendo a su contaminación. Todo humo que emerja de la casa de una persona nos afecta a todos. Según Maharishi, la violencia, la negatividad o el conflicto en la sociedad son expresiones del estrés en la conciencia colectiva. Cuando el nivel de estrés es demasiado grande, se convierte en guerra, crimen, accidentes y desorden.

Algunos estudios muy significativos, inspirados por Maharishi, han demostrado que la conciencia colectiva mejora en función del número de personas que practican la Meditación Trascendental en una comunidad, especialmente si practican la técnica más avanzada, el programa MT-Sidhis.

Estos estudios, llevados a cabo desde principios de la década de 1970, indican que puede ser posible que «la minoría ayude a la mayoría». Para mejorar el «nivel de conciencia medio» puede ser suficiente mejorar solamente la conciencia individual de unos pocos. En 1976, los índices de criminalidad disminuyeron cuando un porcentaje de la población relativamente pequeño (el 1 por ciento) empezó a practicar Meditación Trascendental.[125] Se repitieron estos estudios iniciales incluyendo otros índices de enfermedad social como admisiones hospitalarias, accidentes de tráfico y similares. Parece ser que el porcentaje necesario de la población para producir un efecto positivo es mucho más bajo (la raíz cuadrada del 1 por ciento de la población) cuando las personas practican el programa más avanzado, el programa MT-Sidhis.

Las limitaciones de espacio no permiten una exposición completa de este fenómeno sobre el que se han escrito libros. Es suficiente decir que se han medido y analizado tales mejoras muchas veces, y se ha demostrado una amplia gama de mejoras de la vida social, como por ejemplo, disminución de los índices de negatividad como delitos, admisiones hospitalarias y muertes en guerras, e índices positivos mayores como las medidas de prosperidad económica.[126]

¡Así pues, al practicar la Meditación Trascendental, no solamente estás mejorando la tensión arterial de tu vecino, sino que también le estás protegiendo del delito!

¡Soy perfectamente consciente de que la mayoría de la gente estará leyendo este libro no porque quiere bajar la tensión arterial del vecino, o mejorar el índice de delincuencia de su ciudad, sino porque quiere hacer algo para sí misma! Éste es un pensamiento perfectamente válido. Casi cada persona de los millones que practican las técnicas del Sistema Védico Maharishi de Salud lo hace por razones personales, para dormir mejor, tener más energía durante el día, mejorar su concentración o su memoria, deshacerse de las cefaleas tensionales, mejorar su vida social, o disminuir su tensión arterial. El siguiente capítulo nos dará una visión de conjunto sobre cómo puedes llevarlo a cabo. Sin embargo, a la luz de este capítulo puedes percibir un destello cálido, procedente del campo cnidiano, de que al hacer algo para ti también estás haciendo algo para toda tu comunidad.

14. Siete pasos hacia la salud perfecta

Sumario:

1. Asegúrate de que tienes la presión arterial realmente alta.

2. Si ya estás tomando fármacos, y tu presión arterial es satisfactoria, empieza a disminuir la dosis de fármacos (controlando siempre la tensión arterial, y de acuerdo con tu médico).

3. Aprende a trascender el pensamiento.

4. Empieza a elaborar tu composición dóshica y tus desequilibrios con la ayuda de un terapeuta del Sistema Védico Maharishi de Salud.

5. Sé autodidacta en tu dieta. Descubre lo que te está pidiendo el cuerpo.

6. Adecúa tu rutina diaria según los ritmos circadianos de las doshas y de tu composición dóshica particular. Aprovecha las demás intervenciones que ofrece el Sistema Védico Maharishi de Salud.

7. Monitoriza tu tensión arterial durante este proceso.

¿Cuántas veces te has embarcado con muy buenas intenciones en una nueva rutina de salud, para acabar encontrando que has perdido de vista la motivación inicial? Al entrar en detalle en las decisiones que la medicina moderna ha tomado en tu nombre, espero haberte dado la confianza para cuestionarlas, y que esto te dé el impulso necesario para asumir la responsabilidad de tu propia salud de una vez por todas.

Hemos investigado la historia del «asesino silencioso» y hemos estudiado sus causas y sus altos y bajos como «enfermedad» médica. Hemos visto que lejos de ser algo «fijo» que tenemos dentro, un enemigo que hay que batir, la hipertensión es más bien un desequilibrio del cuerpo. Aún más, un proceso que se redefine minuto a minuto. La tensión arterial alta no es como una roca, sino que cambia. Como va cambiando constantemente, ¿por qué no darle un toque en la dirección más favorable para nosotros?

Esto es algo fácil. Un principio clave en el Sistema Védico Maharishi de Salud es el del menor esfuerzo. La naturaleza actúa sin esfuerzo para crear un estado de equilibrio en sí misma. El equilibrio es nuestro estado natural. El desequilibrio no lo es. Igual que una peonza que está ligeramente fuera de su curso, un ligero toque en la dirección adecuada puede ser suficiente para devolver al cuerpo su estado más adecuado.

Hay muchas maneras de ayudar a la naturaleza a recrear un cuerpo saludable. La primera cosa que hay que recordar es que ya lo estás haciendo bien. El mero hecho de estar vivo es una proeza de la naturaleza. Trillones de reacciones químicas, exactamente cronometradas y coordinadas, están teniendo lugar sólo para permitir que leas esta página. Mientras lees, estás respirando, probablemente digiriendo, el corazón late fielmente, el sistema inmune está deshaciéndose de virus y eliminando células peligrosas de la sangre. ¿Parpadeas? Considera el simple acto de parpadear. Parpadear en sincronía, mover los dos ojos a la vez de forma coordinada, es una hazaña que abrumaría los recursos de un ingeniero de robótica que intentara reproducirlo en una máquina. Y nosotros lo hacemos inconscientemente, un proceso exquisitamente dirigido por una miríada de leyes naturales que trabajan «detrás del escenario», con tan poco esfuerzo que normalmente no somos conscientes de ellas. Sólo lo somos cuando algo funciona mal.

Contempladas de esta manera, parece que las cosas van bien la mayoría del tiempo. Nuestros cuerpos son una parte del gran grupo de leyes naturales que gobiernan el universo. Estas leyes (algunas de las cuales, no todas, la ciencia ha sido capaz de expresar matemáticamente) no actúan aleatoriamente, sino que son ordenadas e inteligentes. Actúan juntas como un todo. Ser parte de la naturaleza significa que somos parte de ese todo, de hecho, somos una expresión de él. Si ya estamos funcionando de acuerdo a millones de leyes naturales, ¿por qué no adoptar algunas más? Podemos armonizarnos con totalidad de la ley natural si sabemos cómo. ¡Las técnicas del Sistema Védico Maharishi de Salud, aunque son profundas y sabias, son sencillas y divertidas! ¿Cómo puede el cuidado de la salud ser divertido? Los hospitales occidentales y los quirófanos no parecen ser lugares divertidos. Estas técnicas son fáciles y amenas porque es la naturaleza la que hace el trabajo. Como dijo Hipócrates: «El médico sólo aplica la tablilla. La naturaleza cura el hueso roto.»

¿Recuerdas a mi paciente Brad cuya tensión arterial disminuyó después de jubilarse? La clave del éxito de Brad fue dejar de hacer un trabajo que odiaba y que percibía como innatural y empezar a hacer lo que le producía alegría. Podríamos decir que empezó a ser sincero o auténtico consigo mismo. Las técnicas del Sistema Védico Maharishi de Salud están diseñadas para ayudar a que la gente funcione de acuerdo con las leyes de la naturaleza que están profundamente dentro de uno mismo, en lugar de entrar en conflicto con ellas. Es mucho más fácil y más placentero coger las olas de las leyes de la naturaleza y surfearlas que intentar nadar en contra de ellas. ¡De alguna manera, Brad reconectó consigo mismo, y empezó a surfear en la ley natural!

El Sistema Védico Maharishi de Salud aporta los ingredientes que necesitamos para reproducir el éxito de Brad en nosotros mismos. Indica el camino para entrar plenamente en sintonía con las innumerables leyes naturales que nos están curando sin esfuerzo. Entonces, todas las mediciones físicas que podemos tomar en el cuerpo serán normales. El estado de salud bueno produce una presión arterial normal. Pero esto no sucede a la inversa. Obtener una presión arterial normal no garantiza un buen estado de salud.

Veamos los siete pasos de forma más detallada:

1. *Asegúrate de que tienes la presión arterial realmente alta.* Tómate la tensión varias veces y con diferentes personas, en diferentes momentos del día, durante un periodo de cuatro semanas. Asegúrate de medirla en los dos brazos, por lo menos en una ocasión. Basa las decisiones del tratamiento en el brazo que te dé la lectura más elevada y usa ese brazo en sucesivas lecturas. En cada ocasión que te tomes la tensión, repite la lectura dos veces más; descarta la primera lectura, y promedia las otras dos. Consigue un buen aparato para tomar la tensión en casa alguna vez. Si la tensión en casa es más baja que cuando te la toman profesionales, coméntaselo a tu médico. Podrías tener «hipertensión de bata blanca» y habría que hacer una monitorización de 24 horas. Sino, obtén el promedio de todos los resultados obtenidos durante cuatro semanas para obtener una gráfica básica.

Si en algún momento encuentras tu presión peligrosamente alta, incluso en una sola lectura, por ejemplo mayor que 200/120, has de tomar fármacos. Sigue los consejos de tu médico. Eso no significa que no puedas curarte. Tu método para obtener buena salud puede estar efectuando un trabajo de fondo, de manera que podrás iniciar la disminución de la dosis de fármaco en poco tiempo.

2. *Si ya estás tomando fármacos, y tu presión arterial es satisfactoria, empieza a disminuir la dosis de fármacos.* Esto lo puedes hacer incluso antes de iniciar las alternativas, ya que puedes estar sobremedicado. Realízalo con tu médico, empieza a disminuir la dosis poco a poco, tomándote la tensión tú mismo cada pocos días y cada semana con tu médico o enfermera. Empieza a crear salud, en lugar de efectos secundarios, siguiendo los pasos del 3 al 7.

3. *Aprende a trascender el pensamiento.* Tal vez esto sea lo único que necesites hacer para disminuir la tensión arterial a un rango normal. Situarte detrás del pensamiento y experimentar la conciencia en su estado más simple es de un valor inestimable. Durante mucho tiempo el mundo pensó que eso era difícil o imposible. Hoy, para millones de personas de todos los rincones del mundo, es una rutina diaria tan simple como cepillarse los dientes.

Las personas que practican la Meditación Trascendental regularmente refieren una reducción significativa del estrés y la ansiedad, mayores niveles de felicidad y plenitud, mayor vigor, energía y eficacia, más memoria y concentración, aumento de la calma y el contento, y alivio del insomnio y de las cefaleas tensionales. Más refrescante y restauradora que el dormir o unas vacaciones, la técnica única de la Meditación Trascendental demostrará ser una herramienta vital inestimable y te ayudará en todos los aspectos de tu vida personal, familiar y profesional.

En mi país, Nueva Zelanda, la Meditación Trascendental la enseña una ONG educativa y su estructura es similar a la de otros países. Esto significa que la organización de cada país tiene el propósito de promover los programas educativos de Maharishi, no existen accionistas y no se obtienen beneficios a ningún nivel. Los fines de la organización de Maharishi expresan los ideales más altos para el bien de la humanidad. Al principio de la década de 1970 Maharishi expresó la siguiente visión de su organización: «Sólo nos sentiremos satisfechos cuando se reduzcan sustancialmente los problemas del mundo de hoy y, finalmente, sean eliminados, y las organizaciones de salud de cada país sean capaces de producir individuos sanos».

No se puede aprender Meditación Trascendental a partir de un libro o con un vídeo. Solamente un profesor que haya practicado Meditación Trascendental durante años y la haya aprendido de Maharishi es capaz de enseñarla. La mayoría de ciudades tienen un centro de instrucción de Meditación Trascendental. Busca en las páginas amarillas la Meditación Trascendental enseñada por Maharishi Mahesh Yogi. O navega por las páginas web del apéndice de este libro.

4. *Empieza a elaborar tu composición dóshica y tus desequilibrios con la ayuda de un terapeuta del Sistema Védico Marahishi de Salud.* Evidentemente, si padeces insomnio y cantidad de miedos y preocupaciones, el problema es Vata. A veces no está tan claro qué dosha está en desequilibrio y muchas veces son más de una. Aunque hay libros que puedes leer, las doshas y sus desequilibrios pueden ser un tema complejo y confuso para el recién llegado (¡especialmente si se tiene en cuenta que cada dosha tiene cinco sub-doshas!), así que la mejor manera de recibir orientación es acudir a un terapeuta del Sistema Védico Maharishi de Salud. Tu centro local de Meditación Trascendental te podrá decir si allí hay un terapeuta, o cuándo va a venir uno a tu ciudad.

5. *Aliméntate adecuadamente. Descubre lo que tu cuerpo necesita.* Cuando se acerque la hora de comer, escucha qué te dice el cuerpo. Si tienes hambre, entonces debes comer. Si el hambre no está presente, el cuerpo no está preparado todavía para la comida. Incluso puedes necesitar esperar hasta la hora de la siguiente comida.

Confía en tus deseos innatos. ¡Si te apetece un trozo de tarta de manzana tal vez haya algo en la tarta que necesites! Toma un poco y entonces observa si te encuentras mejor o no. Contrasta esto con tu conocimiento de las doshas y de los ritmos naturales del día. La comida del mediodía, por ejemplo, es la más importante y te has de preparar para tener hambre entonces. Sigue los consejos de tu terapeuta del Sistema Védico Maharishi de Salud.

Hay algunos consejos del Sistema Védico Maharishi de Salud válidos para todo el mundo. Sin embargo, se han de considerar en el contexto de tu estructura dóshica:

• Evita una cantidad excesiva de aceite o de alimentos grasos, especialmente los de origen animal, como la carne grasa, cremas o queso, así como cantidades excesivas de sal. Si predomina la dosha Kapha usa leche, queso y yogures bajos en grasa; elige trozos de carne con poca grasa y corta la grasa visible antes de cocinarla; no comas la piel del pollo; en lugar de freír, cocina a la brasa o al vapor. Utiliza aceite de oliva para las ensaladas y como sustituto de la mantequilla, aunque un poco de mantequilla es aceptable. Los que tengan Vata o Pitta predominante se pueden beneficiar más de estas recomendaciones que los que sean más Kapha, ya que los alimentos aceitosos tomados con moderación son beneficiosos para Vata y, en menor medida, para Pitta.

• La sal es buena para Vata (aunque, como hemos indicado, hay un punto a partir del cual el exceso de sal no es bueno para nadie). Si Kapha o Pitta están muy presentes, se debe evitar la sal o tomarla solamente en pequeñas cantidades. Recuerda que la mayor cantidad de sal que comemos procede de los alimentos procesados (incluido el pan y la mantequilla), así que para cortar con la sal has de comprar la mantequilla y otros alimentos sin sal, además de echar menos sal en la comida.

• Toma mucha fruta y verdura fresca de todo tipo. Vata tiende a pacificarse con la verdura de raíz pesada, mientras que Pitta y Kapha se pueden beneficiar más de las verduras de hoja verde. Las galletas, los pasteles, los dulces y la comida ya cocinada para llevar a casa sólo se deben tomar ocasionalmente, especialmente si Kapha está presente en exceso.

• Si tienes sobrepeso has de perder kilos, pero no te estreses. Comer adecuadamente no significa que tengas que amargarte la vida. Sigue los consejos de tu terapeuta, y especialmente los de tu mayor aliado, ¡tu cuerpo! ¿Tengo realmente hambre? ¿Lo noto? ¿Qué está pasando (contrariamente a lo que yo pensaba que estaba pasando) en mi estómago?

• Evita el té, el café y las bebidas con gas, especialmente si predomina Vata, ya que excitan a Vata intensamente. Evita cantidades excesivas de alcohol. A largo plazo el alcohol eleva la tensión arterial. Considera la posibilidad de hacerte vegetariano o por lo menos disminuye el consumo de carne roja.

• Que tu alimento sea tu medicina y que tu medicina sea tu alimento. En el Sistema Védico Maharishi de Salud la diferencia entre medicina y alimento es menos clara que en Occidente. La comida, aunque normalmente sólo se relacione con la nutrición, también cura al cuerpo al pacificar las doshas en desequilibrio. Los suplementos de plantas también aportan nutrientes además de tener una función terapéutica. Considera la posibilidad de tomar un suplemento de plantas Maharishi. Si tienes el colesterol y los lípidos altos puedes tomar una preparación que se llama Amrit Kalash. Tu terapeuta te puede aconsejar otras mezclas adecuadas para ti. Si eres un entusiasta del regaliz y lo tomas en exceso, piensa en disminuir su consumo, pues hay evidencia clara de que una cantidad excesiva puede elevar la tensión arterial. En el Sistema Védico esto se referiría como su efecto a largo plazo de elevar Kapha, que también produce retención de líquidos, de manera que los que tienen predominio de Kapha han de ser más cuidadosos. Tomado con moderación, el regaliz no causa ningún daño y de hecho se utiliza a menudo para pacificar las doshas Vata y Pitta.

6. *Adecúa tu rutina diaria según los ritmos circadianos de las doshas y de tu composición dóshica particular.* El Sistema Védico Maharishi de Salud da muchas instrucciones detalladas sobre cómo actuar a lo largo del día para obtener máxima plenitud y bienestar.

En general, debemos evitar tensionarnos, tanto en el trabajo como durante el ocio. Debemos tener abundante tiempo no programado para estar con la familia y los amigos. Trabajar duro y divertirte a tope puede ser arriesgado para tu salud si te causa tensión. Esto no significa que no debemos disfrutar con las habilidades del trabajo concentrado y vigoroso, sino que debemos trabajar con gusto, justo hasta antes de empezar a sentir tensión. En ese punto debemos parar y descansar. Podemos detectar cuándo llegamos a este punto, porque el trabajo deja de ser divertido y ya no mantiene nuestro interés, o porque nos sentimos excesivamente cansados al dejar de trabajar.

También es necesario que encuentres un trabajo que parezca el natural para ti, pues reportará el máximo de beneficios con el mínimo esfuerzo. También ahora puedes hacer uso del conocimiento de las doshas para encontrar tu lugar. A los que tengan una constitución predominantemente Kapha les va bien el trabajo duro que requiera fuerza y vigor, o el que requiera estabilidad y una visión conservadora. Vata se asocia normalmente con el trabajo que requiere creatividad e ideas frescas y nuevas. Las personas en quienes predomina Pitta son atraídas por el trabajo empresarial y de gestión. Así, en los negocios, Vata se puede encontrar en la investigación y la sección de desarrollo, Pitta en la sección de gestiones y ventas, mientras Kapha estaría representado por los contables y banqueros.

De la misma forma, las actividades deportivas de Kapha son las que precisan resistencia y fuerza, como el levantamiento de pesas. A Pitta, al estar asociado con el fuego, le puede ir mejor la natación, y Vata puede sentirse como en casa con una recreación de gran habilidad como la esgrima o la danza, o le puede satisfacer simplemente caminar en ambientes agradables. El ejercicio sin fatiga es bueno para todos. Esto no significa forzosamente apuntarse a un gimnasio o tener que comprarse un equipo caro. El ejercicio basado en hatha yoga (derivado de los vedas) forma una parte importante del Sistema Védico Maharishi de Salud. Cuarenta minutos de paseo ágil es un ejercicio cardiovascular excelente. Si no puedes dedicarle ese tiempo, intenta el «ejercicio variado y en pequeñas dosis». Camina un poco o haz estiramientos durante tres o cuatro minutos cada hora. Cualquier ejercicio es mejor que no hacer ninguno. Puede que no sea necesario ni salir de la oficina.

La rutina regular es importante, especialmente si tienes la tendencia de Vata a pasar de algunas comidas o dormir irregularmente. «Acuéstate con las gallinas y levántate con el sol» es una antigua máxima que el Sistema Védico Maharishi de Salud suscribe totalmente.

Si eres fumador, deja el hábito poco a poco a medida que crece tu conciencia mediante la experiencia regular de trascender el pensamiento. Muchos hábitos son resultado del comportamiento «robótico». Por ejemplo, uno puede estar hablando con un amigo por teléfono y sorprenderse de encontrar tres colillas en el cenicero al final de la conversación. El primer paso para dejar de fumar es convertirse en un «fumador consciente». Sólo cuando uno es consciente de lo que *realmente está pasando* puede hacer elecciones de conducta más positivas. Tu terapeuta del Sistema Védico Maharishi de Salud te podrá ayudar en eso.

Aprovecha todas las demás oportunidades que te ofrece el Sistema Védico Maharishi de Salud. Entre ellas se encuentran terapias poderosas como el Panchakarma, y sistemas que proceden de otras secciones de los vedas como el Sthapatyaveda, ¡la antigua ciencia de arquitectura, que aconseja cómo construir tu casa para tener mejor salud! Puedes encontrar dónde y cuando hallar tales servicios consultando las páginas web del apéndice de este libro.

7. *Monitoriza tu tensión arterial durante este proceso.* Mide tu tensión arterial de vez en cuando, aunque veas que haya descendido. La frecuencia depende del grado de hipertensión que hayas tenido. Al intentar un tratamiento nuevo, con hipertensión moderada, la toma semanal es suficiente, mientras que si la hipertensión era leve o *borderline* y parece que va respondiendo al tratamiento, el control al cabo de un mes, seguido de controles trimestrales es lo adecuado. Sin embargo, es muy importante no quedar satisfecho. La tensión arterial puede trepar de nuevo. En el improbable supuesto de que alcance niveles peligrosos a pesar de tu esfuerzo, no dudes en volver al tratamiento farmacológico, por lo menos hasta que regrese a niveles más seguros.

Recuerda que no es suficiente que disminuya la tensión arterial, aunque es un buen comienzo. Tu objetivo ha de ser, por lo menos, colocarte en una posición en la que puedas evitar un infarto de miocardio o una apoplejía, de manera que otros factores de riesgo, como el exceso de peso, el fumar y el estrés deben ser detectados y mejorados. Tu objetivo es crear salud y superar el pragya aparadh. Ello significa reconectarte con el pleno potencial de las leyes naturales que estructuran la mente y el cuerpo para que puedas gozar salud perfecta, una vida libre de sufrimiento, una vida de gozo veinticuatro horas al día. La tradición Védica nos dice que no debemos aceptar menos.

Para advertir todo esto, recuerda que tu mejor guía es cómo te encuentras. ¿Me siento feliz? ¿Me siento ligero y ágil? ¿En qué zonas encuentro incomodidad? No aceptes un «más o menos bien», o un «no muy mal». El cuerpo/mente humano tiene un potencial infinito y la felicidad y la plenitud es tu derecho de nacimiento.

En este libro he procurado dar una comprensión más profunda de lo que está detrás de la hipertensión que lo que se suele presentar como «educación para el paciente». Muchas de las ideas presentadas aquí han sido revisadas u ocultadas a lo largo del tiempo. Esto ha conducido a la profesión médica y al público en general a aceptar ciegamente la línea farmacéutica. No he intentado minimizar los peligros de la hipertensión. Las enfermedades cardiovasculares, junto con el cáncer, son los azotes de nuestro tiempo. Frecuentemente, se le llama el «asesino silencioso». Pero cuando examinamos los efectos de «combatirlo» nos damos cuenta de que nos estamos combatiendo a nosotros mismos. El desequilibrio de la hipertensión es un desequilibrio en nuestro interior, un desarreglo en el conjunto de leyes naturales, el Campo Unificado de los físicos, la inteligencia subyacente que nos conforma a todos.

Empezamos con una consulta, una de las tantas que hay. Examinamos las presiones sutiles y a veces insidiosas que actúan sobre el médico y el paciente por igual. Exploramos la medicina convencional, en la que residen tales presiones, y vimos que ha elaborado conclusiones en nuestro nombre, después las ha olvidado y, al hacer eso, se ha olvidado de nosotros.

Vimos cómo, en un mundo fragmentado, el cuidado de la salud se convirtió en el tratamiento de las enfermedades. Que muchos médicos habían corrido por el camino cnidiano. El concepto de salud fue devaluado, mal interpretado y confundido. Pero todo está interconectado, y seguimos este fructífero tren de pensamiento. Nuestro estado natural es la unidad. Cuando nos fragmentamos creamos divisiones que no son naturales. La sociedad que olvida esto se aboca al peligro.

Regresamos a nuestras raíces, al padre de nuestra medicina occidental, Hipócrates, para encontrar el cruce de caminos donde la medicina nos dejó atrás. Hallamos la escuela coana en la que tú, el paciente, eres apreciado por lo que eres, una persona única y especial y no un fragmento estandarizado. Recuperamos el camino coano, culminando en el conocimiento de las tres doshas del Sistema Védico Maharishi de Salud.

Descubrimos el antiguo cuerpo de conocimiento, la Ciencia Védica, cuyo valor es la unidad. Vimos que si emprendemos el camino hacia la unidad, trascendiendo el pensamiento, el camino está abierto para facilitar la vida, la felicidad y la salud.

Giramos nuestra conciencia ciento ochenta grados, trascendimos el hábito de estar ansiosos en las limitaciones del pensamiento fragmentado y experimentamos directamente el pleno potencial de nuestra inteligencia interna. Trascender el pensamiento salva obstáculos y crea unidad. Encontramos equilibrio en el cuerpo, al desarrollar nuestro propio equilibrio interno. Obtenemos presión arterial perfecta al generar salud perfecta.

Salud perfecta. ¿Es posible? En mi experiencia, he tenido la satisfacción de ver a cientos de pacientes recuperarse de sus enfermedades usando las técnicas del Sistema Védico Maharishi de Salud. Me siento enormemente privilegiado de haber tenido la gran oportunidad de aprender los principios del diagnóstico por el pulso, de enseñar la práctica de trascender el pensamiento para ayudar a la gente a ser autosuficiente en su dieta y estilo de vida, de organizar sesiones de Panchakarma de Maharishi, visitas de *vaidyas* de Maharishi (terapeutas del Sistema Védico Maharishi de Salud) altamente cualificados, y de animar a mis pacientes a usar todas las técnicas que otros muchos y yo hemos aprendido. No solamente ha mejorado la tensión arterial. He podido observar cómo disminuían los síntomas de la artrosis, se controlaba mejor la diabetes, desaparecía el eccema, se aliviaba la dispepsia, y la depresión y el insomnio se convertían en problemas del pasado. En mis archivos se encuentran pacientes que después de años de padecer cefaleas migrañosas se encuentran ahora libres de síntomas. He podido suprimir fármacos y he tenido la satisfacción de ver a los pacientes controlar su salud. En los últimos 40 años, millones de personas de todos los rincones de todo el mundo se han beneficiado del Sistema Védico Maharishi de Salud. Médicos, maestros, directores de empresa, científicos, amas de casa y deportistas practican sus técnicas.

En su Sistema Védico de Salud, Maharishi ha reunido el conocimiento Védico esparcido por India, Sri Lanka y Tailandia. Con la intuición profunda y sabiduría que recibió de su maestro y del linaje de grandes Rishis Védicos que le precedieron, Maharishi ha tejido estos preciosos hilos para restaurar el magnífico tapiz del conocimiento Védico. El Sistema Védico Maharishi de Salud marca una diferencia en la confusa jungla de las «medicinas alternativas». Sus técnicas son simples, eficaces y seguras. Han soportado la prueba del tiempo y son suficientemente robustas como para soportar las pruebas de la investigación científica moderna. Busca a un profesor de Meditación Trascendental en tu zona. Te podrá ayudar sobremanera.

Otro nivel de satisfacción se deriva de enseñar estas técnicas a la gente que declara sentirse «perfectamente bien». Para su satisfacción, ven que se encuentran incluso mejor de lo que nunca pudieron llegar a imaginar. Esto prueba de nuevo que estas técnicas están aquí no solamente para erradicar la enfermedad, que ya es un pensamiento excelso, sino para desarrollar el pleno potencial del ser humano sano.

De manera que creo que la salud perfecta es posible; que vivir en un estado de tranquilidad, equilibrio y orden es el derecho de nacimiento de cada uno, en armonía con las leyes naturales del universo. Como todos estamos en ello, nos hemos de ayudar unos a otros, pero creo que al final es posible obtener la salud perfecta, porque estar sano es más fácil que estar enfermo. Es mucho más fácil empujar un columpio en el momento justo. El universo se mueve en ritmos. Los ciclos de las estaciones, los meses y los días tienen eco en los ritmos de nuestros cuerpos. Si empujas un balancín de un niño antes de que te haya llegado, malgastas energía y creas infelicidad al niño. Una vez que nuestra conciencia se ha desarrollado suficientemente para escuchar el cuerpo y responder a sus señales a tiempo, entonces, igual que el balancín, el cuerpo responde a nuestras acciones. La salud perfecta fluye como resultado natural.

Al explicarte el tema de la hipertensión espero que te hayas dado cuenta, como le pasó a mi paciente Brad, de que la terapia con fármacos muchas veces es arbitraria e innecesaria. Podemos salirnos de ese juego. Espero que te sientas inspirado a poner tu propia salud en tus manos.

Te propongo que tengas no solamente una buena sintonía con estas ideas sino que tomes parte y generes salud por ti mismo como una experiencia viva día a día. El siguiente paso es que experimentes los beneficios por ti mismo.

Cresswell Jones ahora tiene 48 años, y es un hombre mucho más feliz. Disfruta meditando dos veces al día, igual que su mujer, su hija y su nuevo yerno. Su tensión arterial se mantiene alrededor de 135/85. Sus doshas están en equilibrio y aunque sus sentidos pueden no estar llenos de dicha a todas horas, es indudablemente más alegre que cuando lo encontramos por primera vez. Le gustó encontrar a Quentin Frawley practicando Meditación Trascendental durante los últimos cinco años y Brenda Finchley, su recepcionista, también empezó hace un año. Damien Stent todavía no lo ha hecho, pero Cresswell ya no cree que su felicidad oscile según lo que diga o haga el Sr. Stent. Ahora Cresswell divide su tiempo entre el trabajo, la familia, la diversión y su centro de Meditación Trascendental, donde se ocupa de llevar las cuentas. El único pero en la tranquilidad de Cresswell es su llama, que se ha estrellado contra una valla y se ha llevado por delante sus coles de invierno. El animal tiene un desequilibrio claro de Vata y Cresswell piensa vagamente: si el precio no fuera excesivo, si pudiera concertar una cita para ella para un Panchakarma...

Referencias

1. Stason W. «Opportunities to improve the cost-effectiveness of treatment for hypertension». *Hypertension* 1991; 18 [suppl. I]: 161-6.

2. Aylett M. «Pressure for change: Unresolved issues in blood pressure measurement». *British Journal of General Practice* 1999; 49: 136-9.

3. Stewart M., Padfield P. «Measurement of blood pressure in the technological age». *British Medical Bulletin* 1994; 50 (2): 420-12.

4. Ramsay L., Williams B. et al. «British Hypertension Society guidelines for hypertension management 1999: summary». *British Medical Journal* 1999; 319: 630-5.

5. Guidelines Subcommittee. «1999 World Health Organization — International Society of Hypertension Guidelines for the Management of Hypertension». *Journal of Hypertension* 1999; 17: 151-83.

6. Hansson L., Zanchetti A., et al. «Effects of intensive blood-pressure lowering and low-dose aspirin in patients with hypertension: Principal results of the hypertension optimal treatment (HOT) randomised trial». *The Lancet* 1998; 351: 1755-62.

7. Woodman R. «Open letter disputes WHO hypertension guidelines». *BMJ* 1999; 318: 893.

8. Denton D. «Can hypertension be prevented?» *Journal of Human Hypertension* 1997; 11: 563-9.

9. Rouse I., Beilin L. «Blood pressure lowering effect of a vegetarian diet: Controlled trial in normotensive subjects». *The Lancet* 1983; 1: 5-10.

10. Wallace R., Silver J. et al. «Systolic blood pressure and long-term practice of the Transcendental Meditation and TM-Sidhi program: Effects of TM on systolic blood pressure». *Psychosomatic Medicine* 1983; 45 (1): 41-6.

11. McCarron P., Smith G. et al. «Blood pressure in young adulthood and mortality from cardiovascular disease». *The Lancet* 2000; 355: 1430-1.

12. Jackson R. «Guidelines on preventing cardiovascular diseasein clinical practice» (editorial). BMJ 2000; 320: 659-61.

13. Hjemdahl P., Wiklund I. «Quality of life on antihypertensive drug therapy: Scientific end-point or marketing exercise?» Journal of Hypertension 1992; 10: 1437-46.

14. McMahon S. «Blood pressure and the risk of cardiovascular disease». New England Journal of Medicine 2000; 342 (1): 50-2.

15. Rosengren A., Tibblin G. et al. «Low systolic blood pressure and self perceived wellbeing in middle-aged men». BMJ 1993; 306: 243-6.

16. Bou-Holaigah I., Rowe P et al. «The relationship between neurally mediated hypotension and the chronic fatigue syndrome». Journal of the American Medical Association 1995; 274 (12): 961-7.

17. Payer L. Medicine and culture. Notions of health and sickness in Britain, the U.S., France and West Germany. London: Victor Gofanz, 1989.

18. Hay D. «Cardiovascular disease in NZ, 1999: A summary of recent statistical information». Heart Foundation Technical Report to Medical and Allied Professions 1999; 75:1-20.

19. Moser M. «Historical perspective on the management of hypertension». American Journal of Medicine 1986; 80 (suppl. 5B): 1-11.

20. Bonita R., Beaglehole R. «The decline in stroke mortality; the limited role of antihypertensive therapy». New Zealand Medical Journal 1987; 100: 454-6.

21. Valtonene V. «Role of infection in atherosderosis». American Heart Journal 1999; 138: 5431-5433.

22. Seymour R., Steele J. «Is there a link between peridontal disease and coronary artery disease?» British Dental Journal 1998; 184 (1): 33-8.

23. Ku C., Yang C. et al. «Absence of a seasonal variation in myocardial infarction onset in a region without temperature extremes». Cardiology 1998; 89 (4): 277-82.

24. Hu F., Willet W. et al. «Snoring and risk of cardiovascular disease in women». Journal of the American College of Cardiology 2000; 35 (2): 308-13.

25. Van den Hoogen P., Feskens E. et al. «The relation between blood pressure and mortality due to coronary heart disease among men in different parts of the world». N Engl J Med 2000; 342 (1): 1-8.

26. Levy D., Larson M. et al. «The progression from hypertension to congestive heart failure». JAMA 1996; 275: 1557-62.

27. Moser M., Hebert P. «Prevention of disease progression, left

ventricular hypertrophy and congestive heart failure in hypertension treatment trials». *J Am Coll Cardiol* 1996; 27: 1214-8.

28. Ferrara L., Raimondi A. et al. «Olive oil and reduced need for antihypertensives medications» *Archives of Internal Medicine* 2000; 160:837-42.

29. Appel L., Moore T. et al. «A clinical trial of the effects of dietary patterns on blood pressure». *N Engl J Med* 1997; 336 (16): 1117-24.

30. MacGregor G. «Dietary sodium and potassium intake and blood pressure». *The Lancet* 1983; 1: 750.

31. Sleight P. «The importance of the autonomic nervous system in health and disease». *Australian and New Zealand Journal of Medicine* 1997; 27:467-73.

32. Emerson R. *Select Writings of Ralph Waldo Emerson*. London: Walter Scott, 1888: 86.

33. Bohm D. *Wholeness and the Implicate Order*. London: Routledge, 1980:3.

34. Editorial. «More on hypertensive labelling». *The Lancet* 1985; 1 (8438): 1138-9.

35. Kawachi I., Wison N. «The evolution of antihypertensive therapy». *Social Science and Medicine* 1990; 31 (11): 1239-43.

36. Collins R., MacMahon S. «Blood pressure, antihypertensive drug treatment and the risks of stroke and of coronary heart disease». *British Medical Bulletin* 1994; 50 (2): 272-98.

37. Toyoshima H., Takahashi K. et al. «The impact of side effects on hypertension management: A Japanese survey». *Clinical Therapeutics* 1997; 19 (6): 1424-5.

38. Hilleman D., Ryschon K. et al. «Fixed-dose combination vs monotherapy in hypertension: A meta-analysis evaluation». *Journal of Human Hypertension* 1999; 13 (7): 477-83.

39. Steel N. «Thresholds for taking antihypertensive drugs in different professional and lay groups: Questionnaire survey». *BMJ* 2000; 320: 14407.

40. Sowers J., Bakris G. «Antihypertensive therapy and the risk of type 2 diabetes mellitus». *N Engl J Med* 2000; 342 (13): 969-70.

41. Jacobs D., Blackburn H. et al. «Report of the conference on low blood cholesterol: Mortality associations». *Circulation* 1992; 86: 1046-60.

42. Lindberg G., Bingefors K. et al. «Use of calcium channel blockers and risk of suicide: Ecological findings confirmed in population based cohort study». *BMJ* 1998; 316: 741-5.

43. Pahor M., Guralnik J. et al. «Risk of gastrointestinal haemorrhage with calcium antagonists in hypertensive persons over 67 years old». *The Lancet* 1996; 347: 1061-5.

44. Li Wan Po A. «What lessons can be learnt from withdrawal of mibefradil from the market?» *The Lancet* 1998; 351: 1829-30.

45. Wright P. «Untoward effects associated with practolol administration: Oculomucocutaneous syndrome». *BMJ* 1975; 1: 595-8.

46. Hayton A. «Practolol peritonitis with autopsy findings». *New Zealand Medical Journal* 1978; 87: 177-9.

47. Brown A. *Observer*. Reprinted in *Christchurch Press* 3 December 1994.

48. Peay M., Peay E. «The role of commercial sources in the adoption of a new drug». *Social Science and Medicine* 1988; 73: 1183-9.

49. Avorn J., Chen M. et al. «Scientific versus commercial sources of influence on the prescribing behaviour of physicians». *American Journal of Medicine* 1983; 73: 4-8.

50. Wolfe S. «Why do American drug companies spend more than $12 billion a year pushing drugs? Is it education or promotion?» *Journal of General Internal Medicine* 1996; 11: 637-9.

51. Roughead E., Gilbert A. et al. «Self regulatory codes of conduct: Are they effective in controlling pharmaceutical representatives» presentations to general medical practitioners?» *International Journal of Health Services* 1998; 28 (2): 269-79.

52. Ziegler M., Lew P et al. «The accuracy of drug information from pharmaceutical sales representatives: *JAMA* 1995; 273 (16): 1296-8.

53. Pickering T. «Treatment of mild hypertension and the reduction of cardiovascular mortality: The "of or by" dilemma». *JAMA* 1983; 249 (3): 399-400.

54. Skolbekken J. «Communicating the risk reduction achieved by cholesterol reducing drugs». *BMJ* 1998; 316: 1956-8.

55. Bodenheimer T. «Uneasy alliance. Clinical investigators and the pharmaceutical industry». *N Engl J Med* 2000; 342 (20): 1539-44.

56. Stelfox H., Getal C. «Conflict of interest in the debate over calcium channel antagonists». *N Engl J Med* 1998; 338: 101-6.

57. *From Compliance to Concordance: Achieving Shared Goals in Medicine Taking*. London: The Royal Pharmaceutical Society of Great Britain, 1997.

58. Jachuck S., Brierley H. et al. «The effect of hypotensive drugs

on the quality of life». *Journal of the Royal College of General Practitioners* 1982; 32:103-5.

59. Finnerty F. «Step-down therapy in hypertension». *JAMA* 1981; 246 (22): 2593-6.

60. Lord Platt. «Medical science: Master or servant». *BMJ* 1967; 4: 440.

61. Editorial (editor's choice). «Being smarter about preventing heart disease». *BMJ* 2000; 320 (7236).

62. Von Bertalanffy L. *General System Theory.* New York: George Braziller, 1968: 45.

63. Sedivy R. «Chaodynamic loss of complexity and self-similarity cancer». *Medical Hypotheses* 1999; 52 (4): 271-4.

64. Parker R., Doyle F. et al. «A model based algorithm for blood glucose control in type I diabetic patients». *Transactions on Biomedical Engineering* 1999; 46 (2): 148-57.

65. Tomberg C. «Focal enhancement of chaotic strange attractor dimension in the left semantic (Wernicke) human cortex during reading without concomitant change in vigilance level». *Neuroscience Letters* 1999; 263 (2-3): 177-80.

66. Malek A., Alper S. et al. «Hemodynamic shear stress and its role in atherosclerosis». *JAMA* 1999; 282 (21): 2035-12.

67. Wagner C., Persson P. et al. «Chaos in the cardiovascular system: An update». *Cardiovascular Research* 1998; 40:257-64.

68. Gastaldelli A., Mommoliti R. et al. «Linear and nonlinear properties of heart rate variability: Influence of obesity». *Annals of the New York Academy of Sciences* 1999; 879: 249-54.

69. Wagner C., Nafz B. et al. «Chaos in blood pressure control». *Cardiovascular Research* 1996; 31: 380-7.

70. Kagiyama S., Tsukashima A. «Chaos and spectral analyses of heart rate variability during head-up tilting in essential hypertension». *Journal of the Autonomic Nervous System* 1999; 76: 153-8.

71. McWhinney I. *A Textbook of Family Medicine.* Oxford: Oxford University Press, 1981: 66.

72. Maharishi Mahesh Yogi. *Maharishi Forum of Natural Law and National Law for Doctors.* India: Age of Enlightenment Publications, 1995.

73. Maharishi Mahesh Yogi. *Enlightenment and Invincibility.* West Germany: Maharishi European Research University Press, 1978: 158.

74. Wallace R. *The Physiology of Consciousness.* Fairfield, Iowa: Maharishi International University Press, 1993.

75. Orme-Johnson D., Farrow J. (eds.) *Scientific Research on Maharishi's Transcendental Meditation and TM-Sidhi Programme* Vol. 1. New York: Maharishi European Research University, 1977.

76. Chalmers R., Clements G. (eds.) *Scientific Research on Maharishi's Transcendental Meditation and TM-Sidhi Programme* Vol 2-5. Netherlands: Maharishi European Research University, 1990-1996.

77. Wallace R., Benson H. et al. «A wakeful hypometabolic physiologic state». *American Journal of Physiology* 1971; 221: 795-9.

78. Epply K., Abrams A. et al. «Differential effects of relaxation techniques on trait anxiety: A metaanalysis». *Journal of Clinical Psychology* 1989; 45: 957-74.

79. Alexander C., Rainforth M. et al. «Transcendental Meditation, selfactualization and psychological health: A conceptual overview and statistical meta-analysis'». *Journal of Social Behaviour and Personality* 1991; 6:189-247.

80. Chrousos G., Gold P «The concepts of stress and stress system disorders». *JAMA* 1992; 267 (9):1244-52.

81. Beilin L. «Stress, coping, lifestyle and hypertension: A paradigm for research, prevention and nonpharmacological management of hypertension». *Clinical and Experimental Hypertension* 1997; 19 (5 & 6): 739-52.

82. Mario T., Verdecchia P et al. «Age and blood pressure changes: A 20year follow-up study in nuns in a secluded order». *Hypertension* 1988; 12: 457-61.

83. Everson S., Kaplan G. et al. «Hypertension incidence is predicted by high levels of hopelessness in Finnish men». *Hypertension* 2000; 35: 561-7.

84. Cottington E., Matthews K. «Occupational stress, suppressed anger and hypertension». *Psychosomatic Medicine* 1986; 48 (314): 249-60.

85. Eisenberg D., Delbanco T. «Cognitive behavioural techniques for hypertension: Are they effective?» *Annals of Internal Medicine* 1993; 118: 964-72.

86. Orme-Johnson D., Walton K. «All approaches to preventing or reversing effects of stress are not the same». *American Journal of Health Promotion* 1998; 12(5): 297-9.

87. Schneider R., Staggers E et al. «A randomized controlled trial of stress reduction for hypertension in older African Americans». *Hypertension* 1995; 26:820-7.

88. Alexander C., Schneider R et al. «Trial of stress reduction for

hypertension in older African Americans II. Sex and risk subgroup analysis». *Hypertension* 1996; 28: 228-37.

89. Herron R., Hillis S. et al. «The impact of the Transcendental Meditation program on government payments to physicians in Quebec». *American Journal of Health Promotion* 1996; 10(3): 208-16.

90. Barnes V., Treiber F. et al. «Acute effects of Transcendental Meditation on hemodynamic functioning in middle-aged adults». *Psychosomatic Medicine* 1999; 61: 525-31.

91. Alexander C., Robinson P. et al. «The effects of Transcendental Meditation compared to other methods of relaxation and meditation in reducing risk factors, morbidity, and mortality». *Homeostasis* 1994; 35 (4-5): 243-63.

92. Orme-Johnson D. «Medical care utilization and the Transcendental Meditation program». *Psychosomatic Medicine* 1987; 49: 493-507.

93. Barnes V., Schneider R. et al. «Stress, stress reduction, and hypertension in African Americans: An updated review'». *Journal of the National Medical Association* 1997; 89: 464-76.

94. Alexander C., Barnes V. et al. «A randomized controlled trial of stress reduction on cardiovascular and all cause mortality: A 15 year follow-up on the effects of Transcendental Meditation, mindfulness and relaxation». *Circulation* 1996; 93: 629. Abstract.

95. Cunningham C., Brown S. et al. «Effects of Transcendental Meditation on symptoms and electrographic changes in patients with cardiac syndrome X». *American Journal of Cardiology* 2000; 85:653-5.

96. Castillo- Richmond A., Schneider R. et al. «Effects of stress reduction on carotid atherosclerosis in hypertensive African Americans». *Stroke* 2000; 31: 568-73.

97. Nalepka J., Callahan S. *Capsized*. Auckland: HarperCollins, 1992.

98. Ramsay L., Yeo W et al. «Nonpharmacological therapy of hypertension». *British Medical Bulletin* 1994; 50 (2): 494-508.

99. Elliott P., Stamler J. et al. «Intersalt revisited: Further analyses of 24 hour sodium excretion and blood pressure within and across populations». *BMJ* 1996; 312: 1249-53.

100. Godlee F. «The food industry fights for salt» (editorial). *BMJ* 1996; 312: 1239-40.

101. Richards M., Nicholls G. et al. «Blood-pressure response to moderate sodium restriction and to potassium supplementation in mild essential hypertension». *The Lancet* 1984; 757-61.

102. Crookshank E. «Theory of Diagnosis». *The Lancet* 1926; 939-99.

103. Dixon A. «Family medicine-at a loss for words?» *Journal of the Royal College of General Practitioners* 1983; 33:358-63.

104. Chichester F. *The Lonely Sea and the Sky*. London: Hodder and Stoughton, 1964.

105. Guyatt G., Sacket D. et al. «Determining optimal therapy randomized trials in individual patients». *N Engl J Med* 1986; 314: 889-92.

106. Jeans, J. *The Mysterious Universe*. Cambridge: Cambridge University Press, 1930: 148.

107. Eddington A. *The Nature of the Physical World*. Ann Arbor: University of Michigan Press, 1974: 276.

108. Broadbent W. «The pulse: Its diagnostic, prognostic, and therapeutic indications». *The Lancet* 1875; 2: 901-7.

109. Hawthorne C. «The sphygmomanometer and the sphygmograph in relation to the measurement of arterial blood pressures». *The Lancet* 1911; 1: 424-8.

110. Kasture H. *Concept of Ayurveda for Perfect Health and Longevity*. Nagpur, India: Shree Baidyanath Ayurveda Bhavan Ltd, 1991.

111. Mansfield P. *Healthy Scepticism: a Second Opinion on Drug Promotion for NZ GPs*. Wellington: Medical Lobby for Appropriate Marketing Inc, 1998; 1.

112. Leiter L., Abott. et al. «Canadian recommendations on the nonpharmacological treatment of hypertension: Recommendations on obesity and weight loss». *Canadian Medical Association Journal* 1999; 160 (9 suppl.): S7-S12.

113. Bean L. «Dairy products: Emerging health benefits». *Dialogue* (Newsletter of Dairy Advisory Bureau, New Zealand) 1999; (32) 1-5.

114. MacLean D., Chockalingam A. et al. «Elevated blood cholesterol and the prevention of heart disease». *Canadian Journal of Cardiology* 1999; 15 (4):407-8.

115. Kritchevsky D. «Diet and atherosclerosis». *American Heart Journal* 1999; 138: 5426-5430.

116. Sundaram V, Hanna A. et al. «Inhibition of low-density lipoprotein oxidation by oral herbal mixtures Maharishi Amrit Kalash-4 and Maharishi Amrit Kalash-5 in hyperlipidemic patients». *American Journal of Medicar Science* 1997; 314 (5).

117. Schneider R., Nidich S. «Lower lipid peroxide levels in practitioners of the Transcendental Meditation program». *Psychosomatic Medicine* 1998; 60:38-41.

118. Magarian G. «Reserpine: A relic from the past or a neglected drug of the present for achieving cost containment in treating hypertension?» *Journal of General Internar Medicine* 1991; 6: 561-72.

119. Sharma H. *Freedom from Disease.* Toronto, Ontario: Veda Publishing Inc., 1993: 186.

120. Boivin J. Quoted in: Oliver D. *Fractal Vision.* Indiana, USA: Sams Publishing,1992: 216.

121. Royer A. «The role of the Transcendental Meditation technique in promoting smoking cessation: A longitudinal study». *Alcoholism Treatment Quarterly* 1994; 11:221-38.

122. Bhishagranta, K., ed. *The Sushruta Samhita.* Varanasi, India: Chowkhamba Sanskrit Series Office, 1981: 140.

123. Rose G., Day S. «The population mean predicts the number of deviant individuals». *BMJ* 1990; 301: 1031-4.

124. Maharishi Mahesh Yogi. Foreword. In: *Scientific Research on Maharishi's Transcendental Meditation and TM-Sidhi Programme.* Vol. 1. New York: Maharishi European Research University, 1977: 2.

125. Borland C., Landrith G. «Improved quality of city life through the Transcendental Meditation program: Decreased crime rate». In: *Scientific Research on Maharishi's Trancendental Meditation and TM-Sidhi Programme.* Vol. 1. New York: Maharishi European Research University, 1977: 639-48.

126. Hagelin J. *Manual for a Perfect Government.* Fairfield, Iowa: Maharishi University of Management Press, 1998.

Páginas web útiles

Si te ha gustado leer este libro, explora este website para más información.

www.perfectbloodpressure.com

Si deseas tener más información sobre la Meditación Trascendental, puedes acceder a sitios de otros países con los links que encontrarás en estos sitios.

Alemania	www.netlink.de/tm
Israel	www.netvision.net.il/php/ims
Países Bajos	www.tm.nl
Nueva Zelanda	www.tm.org.nz
	freephone: 0800 ENJOYTM (0800 365 698)
España	www.maharishiveda.com
Suecia	www.miki.a.se
Reino Unido	www.transcendental-meditation.org.uk
	Tel.: 08705 143733
EE UU.	www.tm.org

Dónde informarse

Para más información sobre la Meditación Trascendental, incluyendo los horarios de conferencias informativas en su ciudad, contacte con el Centro de Meditación Trascendental Maharishi más cercano.

ESPAÑA
FUNDACIÓN CIENCIA
Y TECNOLOGÍA VÉDICAS MAHARISHI
Teléfono: 902 197739
E-mail: meditaciontrascendental@arrakis.es
Página web: www.maharishiveda.com

AMÉRICA LATINA Y EL CARIBE

ARGENTINA
Asociación Argentina de Meditación Trascendental
Avda. Corrientes 848, 6º Piso, Dpto. 611. Buenos Aires
Teléfono: 4747 6574
Email: Argentina@MeditacionTrascendental.org
Página web: www.mt.org.ar

BOLIVIA
Casilla Postal 3-12184
Tel./fax: 279 75 42
La Paz. Bolivia
Email: Bolivia@MeditacionTrascendental.org

BRASIL
Sociedade Internacional de Meditação
Rua Plínio Moscoso 166, apto 1301.
Jardim Apipema – Salvador, Bahia
CEP 40.155-190
Tel./fax: 247 7060 / 9989 9896
Email: Brasil@MeditacionTrascendental.org
Página web: www.meditacao-transcendental.med.br

COLOMBIA
SIM Colombia
Carrera 11 # 8551 of. 201. Bogotá
Teléfono: 610 5639
Carrera 100 # 35-67 bloque 5 apto 405. Bogotá
Teléfono: 622 7046
Email: Colombia@MeditacionTrascendental.org

CHILE
Instituto de Meditación Trascendental Edificio Studio II -
Napoleón 3565 of. 607 Las Condes, Santiago
Teléfonos: 329 1084 / 315 5540
Email: info@meditacion.cl
Página web:
www.meditacion.cl
www.meditaciontrascendental.cl

COSTA RICA

Apdo. Postal 3709-1000. San José
Teléfono: 229 0514
Email: CostaRica@MeditacionTrascendental.org

ECUADOR

Colegio Maharishi - Guayaquil
Email: Ecuador@MeditacionTrascendental.org

HONDURAS

Instituto Hondureño de Ciencia de la Inteligencia Creativa
Teléfono: 552 0921 San Pedro Sula
Email: Honduras@MeditacionTrascendental.org

MÉXICO

Universidad Maharishi de América Latina
Musset 344 Col. Polanco.
México D.F. 11560
Teléfonos: 5545 2210 / 5531 4178
Fax: 5254 1442
Email: Mexico@MeditacionTrascendental.org
Página web: www.mt.org.mx

PARAGUAY

Edificio Aurora 1, Caballero 223, Apto 20-A. Asunción
Teléfonos: 453 483 / 981 076 / 424 570
Email: Paraguay@MeditacionTrascendental.org
Página web: www.paraguay.meditacion.net

PERÚ

Instituto de Ciencia y Tecnología del Perú
Teléfono: 467 3970. Lima
Fax: 471 6134
Email: Peru@MeditacionTrascendental.org

PUERTO RICO

PO Box 367165 San Juan
Teléfono: 00936 7165
Email: PuertoRico@MeditacionTrascendental.org

URUGUAY

Email: Uruguay@MeditacionTrascendental.org

VENEZUELA

Instituto Maharishi de Ley Natural de Venezuela.
Apartado Postal 88117 - C.C. Concresa. C.P. 1080
Caracas, Distrito Capital.
Tel/Fax: 943 3736.
Email: Venezuela@MeditacionTrascendental.org

Si desea una información más actualizada sobre donde aprender la Meditación Trascendental de Maharishi, en cualquier país
de América Latina o el Caribe, puede visitar también la página
web: www.meditacion.net

Agradecimientos

En primer lugar, debo expresar mi agradecimiento a Maharishi Mahesh Yogi, cuya extraordinaria contribución a la felicidad y bienestar de la humanidad y cuya profunda visión han sido una constante inspiración para mí desde que conocí su obra hace treinta años.

A continuación quiero agradecer a mi familia, mi mujer Sally y nuestros hijos Cris, Holly y Toby por su paciencia y su apoyo a medida que este libro fue pasando por sus muchas encarnaciones.

También deseo agradecer a las personas que han revisado el manuscrito, han formulado sugerencias y entregado su tiempo desinteresadamente. Estoy particularmente agradecido a la Dra. Deborah Hankey por sus contribuciones y estímulos excelentes y las muchas horas que ha pasado editando y pensando creativamente por cuenta mía; a Gill Sanson por su constante apoyo desde los primeros estadios del proyecto; al Dr. Byron Rigby por su entusiasmo e inestimables sugerencias; al Dr. Gary Nicholls, editor del *New Zealand Medical Journal*, por sus comentarios de los aspectos médicos del texto, y a Bryan Lee por sus astutos comentarios así como los del Dr. Hari Sharma, del Dr. David Nicholls, de Graeme Lodge, Neil Hamill, John Hodgson y John Bird. También debo agradecer a mi equipo y colegas que siguieron con las actividades del Hillmorton Medical Centre en mi ausencia. Debo agradecer en particular a la Dra. Marise Brice por su interés en el proyecto y por su apoyo extremadamente generoso en cubrir mis sesiones de cirugía, tiempo sin el cual no me hubiera sido posible completar el libro. También mis gracias a Penelope Donovan por sus ilustraciones y al equipo de las bibliotecas públicas de Otago y Canterbury por su diligencia en aportar referencias e ilustraciones. Finalmente, quiero agradecer cálidamente a Bernice Beachman y Philippa Gerrard de Penguin Books (NZ) Ltd por su confianza en mí como autor novel y su ayuda con buen humor al guiarme en el proceso de la publicación. A todas estas personas, y muchas otras que me han dado su apoyo, mis gracias de todo corazón.

Índice analítico